多職種チームで取り組む

認知症ケアの手引き

編集 鈴木みずえ

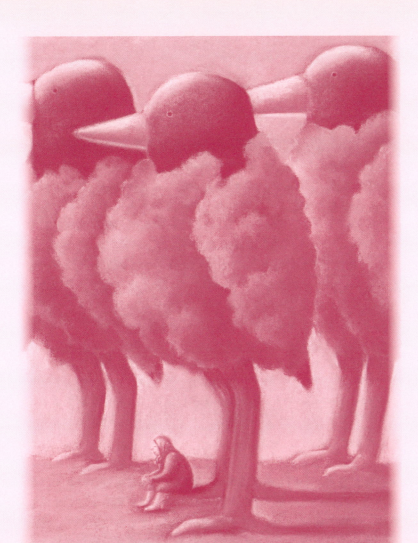

日本看護協会出版会

はじめに

　わが国では人口の高齢化に伴って認知症高齢者の数が増大しています。厚生労働省は、認知症高齢者の数は 2012 年時点で 462 万人と推計し、さらに軽度認知障害（MCI）も含めると 862 万人にのぼり、高齢者の 4 人に 1 人が認知症に直面していると発表しました。2014 年に行われた一般病床・療養病床を有する病院における調査によると、認知症高齢者の割合は、一般病床 15.1％、医療療養 43.3％、介護療養 71.0％と報告されています。せん妄があったり、軽度認知障害をもつ高齢者も含めればその割合はさらに多くなります。今後のわが国の高齢化と認知症高齢者の増加を見越せば、認知症高齢者に対する看護への期待は拡大しているといえるでしょう。

　2004 年 12 月、国は「痴呆」に替わる呼称として「認知症」に用語を変更し、これを契機に認知症ケアは著しい勢いで進展を示してきました。医療の進歩による早期診断が可能となり、若年性認知症のご本人が自ら政策提言をするなどの新しい試みも出てきた結果、認知症の人の立場に立ったケアが推進されるようになりました。近年は、さらなる変革として「認知症新時代」という言葉さえも生まれています。

　しかしながら、これとは対照的に、医療、特に急性期病院では、「認知症の本人は病気の自覚がないし、何もわからない」という意識が医療者にあり、身体的拘束が当然のようにケアの一部として行われています。認知症に対する偏見なども根強く、急性期病院ではまだまだ課題が山積している状況です。認知症があるだけで積極的な治療が受けられなかったり、認知症と診断されることで、自ら治療を選択することができない場合もあります。

　さらには、認知症高齢者の数の増加や寿命の延伸などから、急性期病院では身体的治療を受けた認知症高齢者がせん妄を発症したり、行動・心理症状（BPSD）が悪化したりすることが多くなっています。しかしながら、これに対応する看護師側の認知症高齢者の状況や適切な看護についての知識が不足していることも多く、そのためケアに困難を極めている状況があります。認知症高齢者は便秘（イレウス）、感染症、脱水などを起こしやすいので、それらに適切に対応すること、よりよい健康状態の維持・増進に努めること、さらにはフレイル（虚弱）を予防することなど、急性期病院においても認知症高齢者に対する看護師に求められる役割は高まっているのです。

　またこれからの時代、これらは単に急性期病院だけの問題ではなく、認知症のある高齢者にやさしい地域づくり、病院づくりは必要不可欠といえます。急性期病院も地域包括ケアシステムの一員であり、地域連携を推し進めるためには、特に施設間の看護師同士の連携が強く求められます。

平成28（2016）年度診療報酬改定で「認知症ケア加算」が新設されました。これは、日本老年看護学会が新規定算定に伴う基礎資料を作成し、働きかけてきたことの成果です。急性期病院における認知症高齢者に対する看護師の専門性が認められたとともに、さらには急性期病院における様々な課題に対する看護の専門性に対する期待の表れでもあります。

　昨今、急性期病院では、医療費の削減や包括医療費支払い制度（DPC）などの影響下、在院日数の短縮化が進められています。これは認知症高齢者への看護が目指すところとは相反する状況といえます。そのため、看護師が認知症ケア加算2の対応研修を修了しても、身体的拘束を廃止することが困難だったり、研修を受けた看護師を複数名、病棟に配置することができずに、すぐには認知症ケア加算2を導入できない病院も多いと聞きます。これらの施設の看護師から、認知症ケアのシステムづくりやケアの実践内容を示す手順書の作成をどのようにしたらよいのかという質問が多く寄せられ、本書はそれらのニーズに対応するために生まれました。手順書といっても、その内容は各施設のそれまでの高齢者看護への取り組みや組織・看護体制によって異なり、現場の看護師のそれぞれのニーズに合わせて作成しなければ、現場で活用できるものにはなりません。本書では認知症看護認定看護師の皆様にご協力いただき、真に現場のニーズにあった、実践に役立つ内容をご紹介しています。

　2016年は、いまだかつてなかったほどに、急性期病院における認知症高齢者への看護の必要性が意識された年でした。これは認知症ケア加算という診療報酬の新設の影響が大きかったのですが、これを機会に、急性期病院の看護師の皆様に、超高齢社会の看護実践における高齢者看護の質の重要性を再認識していただきたいと思います。認知症看護は、人が最期まで人としていかに生きるべきであるかという問いに向かい合うこと、さらには、私たち自身がいかに生きるべきかという生き方にも深く影響するものと考えます。認知症高齢者を1人の人としてとらえて、その人の尊厳を守る立場にある看護師の皆様に本書をご活用いただければ、何よりの喜びです。

　本書は、執筆してくださった認知症看護認定看護師の皆様、およびその所属施設のご理解とご協力により出版することができました。関係者の方々に深くお礼申し上げます。本書の企画と編集に多大なご協力をいただきました日本看護協会出版会の金子あゆみ様に心から感謝申し上げます。

2017年2月　執筆者を代表して　鈴木みずえ

はじめに ……………………………………………………………… 鈴木みずえ　ii

Part 1
身体疾患を有する認知症の患者の
ケアの現状と認知症ケア加算

1. 急性期病院における認知症の人の現状 ………………………… 鈴木みずえ　2
2. 認知症ケア加算の概要 …………………………………………… 鈴木みずえ　7
3. 認知症ケア加算新設までの経緯
　　――日本老年看護学会老年看護政策検討委員会の取り組み ………… 亀井智子　21

認知症ケア加算 Q & A …………………………………………………… 鈴木みずえ　29
column 認知症ケア加算のメリット ………………………………………… 平田幸代　32

Part 2
チームで取り組む認知症ケア

1. 認知症ケアチームとは …………………………………………… 鈴木智子　34
2. 認知症ケアチームの活動の実際 ………………………………… 鈴木智子　37

認知症者に使用できる主なスケール ……………………………………………… 43

Part 3
身体疾患を有する認知症の患者の ケアの手引き

1. 認知症の基礎知識 ……………………………………………… 鈴木みずえ　54
2. 主な4つのタイプの認知症の症状と看護 …………………… 鈴木弥生　61
3. 認知症による生活障害に対する標準看護計画 ……………… 鈴木弥生　72
4. 認知症の人の行動・心理症状（BPSD）に対するケアと看護計画 …… 加藤滋代　85
5. せん妄に対するケア …………………………………………… 鈴木弥生　91
6. 身体的拘束の廃止・解除のための取り組み ………………… 平田幸代　97
7. 薬物の適正使用 ………………………………………………… 鈴木弥生　109

資料
一般医療機関における認知症対応のための院内体制整備の手引き …………… 114
かかりつけ医のためのBPSDに対応する向精神薬使用ガイドライン（第2版） …… 135
認知症対応のために役立つ主なガイドライン等 ………………………………… 142

執筆者一覧

編集

- 鈴木みずえ　浜松医科大学医学部看護学科 教授

執筆（執筆順）

- 鈴木みずえ　前掲
- 亀井智子　聖路加国際大学大学院看護学研究科 教授
- 平田幸代　元・さわらび会福祉村病院 認知症看護認定看護師
- 鈴木智子　磐田市立総合病院 認知症看護認定看護師
- 鈴木弥生　大垣市民病院 認知症看護認定看護師
- 加藤滋代　藤田医科大学病院 認知症看護認定看護師

Part 1

身体疾患を有する認知症の患者のケアの現状と認知症ケア加算

1 急性期病院における認知症の人の現状

増え続ける認知症の人の現状

　わが国は、総務省の人口推計によると2018（平成30）年に高齢化率が28.1％を超え、4人に1人が65歳以上という世界で最も高い水準の超高齢社会を迎えています[1]。それに伴い、認知症の人の数も今後ますます増加することが予想されます。

　認知症になる割合は年齢とともに高くなります。厚生労働省研究班によると、団塊の世代がすべて75歳以上となる2025年における認知症の人の割合は19％（675万人）で、2060年には約25％（850万人）に達すると推計されています[2]。また、一般病床・療養病床を有する病院における調査では、認知症の高齢者の割合は一般病床15.1％、医療療養43.3％、介護療養71.0％と報告[3]され、せん妄や軽度認知障害の高齢者も含めればその割合はさらに多くなります。

　よって、今後の高齢化と認知症の高齢者の増加を見越して、急性期病院においても認知症の人への対応がますます重要となります。加えて、認知症の高齢者の4割は呼吸器疾患や尿路感染症のために入院の可能性が高い状況にあり、重度の認知機能障害のある高齢者の1/4は入院時に死亡することなどが報告[4]されています。このように、認知症の高齢者への対応は現代医療における大きな課題となっています。

認知症の人にとって急性期病院に入院することとは

　認知症の人にとって、急性期病院への入院は大きなストレスになります。入院したことを何度説明されても、自分がどこにいるのかわからず、白い壁に囲まれ、白い服を着た人に押さえつけられ、何をされるかわからない不安と恐怖の中にいるのかもしれません（図1-1-1）。さらに、疾患の苦痛や、検査・治療の意味が理解できず、混乱しているのかもしれません。

　近年、急性期病院では在院日数の短縮化や治療の効率化を要求されています。看護師は入院患者に対して、治療を目的に入院しているので、「医療者の指示通りに協力して行動できるであろう」と考えがちです。ゆえに、看護師の指示通りに行動できずに、夜間に動き回ったり、点滴を抜去しようとする患者は、

- 入院したことがおぼえられない
- 本人が納得して入院したのか、そうでないのかによって、その後に大きく影響してくる。納得しないで入院した人は、まったく知らない環境におかれることになる

- 白い壁と白い服を着た人に何をされるかわからない**不安と恐怖の中にいる**
- 疾患の苦痛や訳のわからない検査・治療で押さえつけられ、**混乱している**

図 1-1-1　認知症の人にとっての「入院」

問題患者と認識されてしまいます。

　例えば、自宅では穏やかに生活していた認知症の高齢者でも、入院という環境の変化に適応できず、夜間目を覚ましたときに自分のおかれた状況がわからなかったり、ボーッとしてしまうことが多くあります。認知症の人は、入院や病気のことを説明されたときに「わかりました」と返事をしても、そのことを忘れてしまったり、理解できていないことがあります。認知症の人にとっては、入院とは、まったく知らない訳のわからない環境で、そこにいる理由もわからないまま、不安と恐怖にさらされることと言っても過言ではありません。知らない環境で、何者かによって一方的に押さえつけられてしまう状況（治療）においては、誰もが恐ろしさのあまりに、その場から逃れて家に帰りたいと思うでしょう。

急性期病院で多くみられる認知症症状に関連した高齢者の状況

　急性期病院で多くみられる認知症症状に関連した高齢者の状況を表 1-1-1 に示します。

　入院による環境の変化は、認知症の人にとって大きなストレスを引き起こします。その結果、表 1-1-1 の①のような一時的な混乱を引き起こしやすく、この混乱を緩和していく看護が必要とされます。しかしながら、急性期の混乱が慢性化すると、②のように認知症の発症につながることもあります。①や②の高齢者はまだ認知症と診断されていない状況にあるため、入院による環境の変化に対してできるだけ混乱を引き起こさないような援助を行い、認知症を予防して、速やかに退院に向けての支援を行う必要があります。

　③のように軽度・中等度の認知症と診断された高齢者では、言語的な表現がうまくできないためにニーズが放置されたり、疾患に関連した症状を訴えることができないために症状が見落とされて心身の状態が急変したり、合併症を引き起こしやすいのが現状です。気づかないうちに、肺炎の併発や、活動性の低下による寝たきりへの移行が起きやすい状況でもあります。

　認知症の人へのかかわりや配慮が不足している急性期病院の看護においては、認知症の症状の増悪や急激な状態変化が生じてくる可能性が非常に高くなります。認知症とせん妄は異なる疾患ですが、認知症の人は入院による変化でせん妄を起こしやすい状況にもあり、身体機能の悪化から急激にせん妄や認知症の

表 1-1-1 急性期病院で多くみられる認知症症状に関連した高齢者の状況

①入院のために一時的な混乱状態にある高齢者
入院のために一時的な混乱を示したり、手術などの治療のためにせん妄症状を示すが、症状が回復して退院し、自宅に戻ることができる
②入院あるいは治療の結果生じた混乱状態が認知症の発症につながる高齢者
病気のための検査または治療のために入院中であるが、その際に生じた混乱やせん妄が認知症の症状を継続的に引き起こし、認知症と診断される
③入院後、言語的なコミュニケーション能力の障害によってニーズや症状が放置されて、潜在的な疾患が悪化する軽度・中等度認知症の高齢者
軽度・中等度の認知症と診断された高齢者では、言語的な表現がうまくできないためにそのニーズが放置されたり、疾患に関連した症状を訴えることができないために症状が見落とされて心身の状態が急変したり、合併症を引き起こしたりしやすい
④入院のためのストレスや混乱の結果生じた治療の拒否や看護への抵抗などの症状がある重度認知症の高齢者
自宅または介護保険施設における適切なケアによって安定して過ごしていた認知症と診断された高齢者が、疾患の治療のために入院し、環境の変化によるストレスから混乱して、行動・心理症状（BPSD）を起こす

症状が悪化する場合もあります。④のような重度の認知症の人の混乱から生じた焦燥や興奮などの症状は、さらに看護を困難にしています。介護保険施設に長期間入所していて、症状がかなり安定していた認知症の人であっても、入院による環境の変化は著しく、さらには病気による体力の消耗からせん妄などを引き起こすこともあります。表 1-1-1 に示したように、入院によるこれらのストレスや混乱は、認知症の行動・心理症状（BPSD）を引き起こし、その後の認知機能や身体機能や生命予後に大きな影響を与えます。

急性期病院は認知症を治療する場ではないため、これまで急性期病院の看護師は認知症に対する知識は少ないのが現状でした。しかし、わが国の超高齢化、さらに高齢患者の入院の増大に伴い、治療中心の急性期病院に高齢者が多数入院するようになり、その中には認知症の人も多くいます。

認知症の人に対する看護は、看護の原点であるその人の視点と、人と人との交流を最も大切にしています。このことは、現代医療の中心を担ってきた急性期病院での考え方や実践とは相反することかもしれません。しかし、急性期病院において認知症の人に対する看護について検討することで、看護が本来追究していたものや看護の原点に戻る大きなきっかけになるのではないかと思います。

認知症の人に関する看護師の知識不足から生じる看護の現状

不適切な看護によって、認知症の人の混乱をさらに悪化させている可能性もあります。例えば、看護師は体位変換の際に、「身体の向きを変えますね。横を向きましょう」と患者に声かけします。しかし、認知症の人はそれが理解できず、何をされるかわからないままに、急に身体を動かされてびっくりし、ま

た創痛が発生するために声を上げることがあるかもしれません。それを見て、「ケアに抵抗された」と勘違いしてしまう看護師もいるでしょう。

　皆さんは、本人の意思を確かめずに、一方的なケアを行ってはいないでしょうか？　認知症の人は、確かに記憶の障害はありますが、きちんとした「自分の意思」をもっています。認知症という障害のために、自分のことを言語で表現できないだけなのです。認知症がなければ、自分で調整しながら病院の生活に順応し、自分の心理的なニーズを自分で満たしながら生活することも可能でしょう。しかし、認知症のために自分で自分のニーズをとらえることができないことも多いのです。

　また、一般的なケアにおいては、医療者は患者に、ケアの内容に関して十分な説明や了解を得ずに行っていることも事実です。看護師は、患者が処置や介助などの看護に協力するのは当然と考えています。認知症のない患者であれば理解できること、がまんできることであっても、認知症の人の場合は、看護師が行うケアの意味を理解してもらうためには、通常よりもわかりやすく、ていねいに説明する必要があります。

　認知症の人を1人の人として深く理解して、その人の視点から現在の状況を説明し、看護を実践する必要があります。また、認知症の人は発熱や痛みなどの身体的変化を判断できず、それを言語的に表現できない人も多くいます。看護師は、認知症の人のいつもと違う表情や行動から、発熱や痛みなどの身体的変化をアセスメントする力を身につけることが必要になってきます。

認知症高齢者に関する医療の倫理的課題

　認知症の人は何もわからないと決めつけ、何もわからないので何をしてもよいと思っている看護師もいるかもしれません。例えば、車イスを使用している認知症の患者がナースステーションで見守りをされている場面があります。周囲には他の患者のカルテが置かれていたり、他の患者に関する情報が話されています。認知症の人は、認知機能の低下はあっても、わかることや理解できる部分もあるのです。認知症の人は、知り得た情報をコミュニケーション障害の

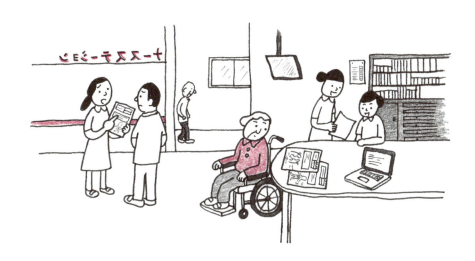

ためにほかの人に話すことはできないかもしれませんが、このような状態でよいのでしょうか？ここには倫理的な課題が含まれています。

　また、認知症の人が術後に痛みや苦痛を言語的に訴えられず、興奮したり、叫んだりなどの行動で表現したとき、鎮痛薬ではなく、鎮静薬や向精神薬が投与される場合があります。これは認知症の人の痛みや苦痛に対する治療ではなく、医療者の側が相手を扱いやすくするための処方です。認知症を悪化させることにもつながります。認知症の人に対して「どうせ、わからない」「変なことをする」という看護師の思い込みが、見えるべきものを見えなくさせてしまいます。

　2018（平成30）年6月、認知症の人の日常生活・社会生活における意思決定支援ガイドライン[5]が発表されました。一見すると意思決定が困難と思われる場合であっても、認知機能に応じて理解できるように説明し、意思決定できるように支援することの重要性が強調されています。身体的拘束も「緊急やむを得ない」ものとして認められることがありますが、緊急性がなくなった場合でも中止する判断ができずに、不必要な身体的拘束が継続されているケースもあります。

　このように、急性期病院では身体治療優先という名目で、倫理的な問題が生じる可能性があるのです。急性期病院においても、ケアの内容を多職種ケアチームで検討して、認知症の人の尊厳に対してきちんと対応できる病院であることが望まれます。

引用文献

1) 総務省統計局：高齢者の人口．http://www.stat.go.jp/data/topics/topi1131.html
2) 日本における認知症の高齢者人口の将来推計に関する研究（研究代表者：二宮利治），平成26年度厚生労働科学研究費補助金特別研究事業，2014.
3) BPSDの増悪により精神科病院への入院を要する認知症患者の状態像の分類モデル及び退院後の在宅療養支援に関する調査研究事業報告書，公益社団法人 全日本病院協会 平成25年度老人保健事業，平成26（2014）年3月．http://www.ajha.or.jp/voice/pdf/other/140414_4.pdf
4) Sampson, E.L. et al. : Dementia in the acute hospital: prospective cohort study of prevalence and mortality, Br J Psychiatry, 195（1）: 61-66, 2009.
5) 厚生労働省：認知症の人の日常生活・社会生活における意思決定支援ガイドライン，2018（平成30)年6月．
https://www.mhlw.go.jp/file/06-Seisakujouhou-12300000-Roukenkyoku/0000212396.pdf

（鈴木みずえ）

2 認知症ケア加算の概要

本項では、認知症ケア加算の概要について説明するとともに、類似した診療報酬として、総合入院体制加算、精神科リエゾンチーム加算、退院支援加算についても紹介します。

認知症ケア加算について

認知症の人は身体疾患により行動や心理が悪化しやすく、p.4 表 1-1-1 に示したように様々な影響を受けやすい状態になっています。特に認知機能障害に関連して起こる混乱やせん妄は、さらなる認知症の悪化を引き起こし、要介護状態に陥りやすくなります。身体疾患は治療できても、認知症の悪化や身体的拘束の影響から要介護状態となり、自宅に帰れず、地域の施設に入所することになってしまう高齢者が多いという現状があります。

こうした状況に対応するため、認知症ケアチームを設置して、認知症や高齢者に関する専門知識をもった看護師や多職種が連携して認知症の人にケアを行うことに対して、平成 28 (2016) 年度診療報酬改定で「認知症ケア加算」が新設されました (表 1-2-1)[1]。認知症ケア加算には 1 と 2 があります。

＊1 （イ）の期間と（ロ）の期間の日数は、入院日を起算日とした日数。例えば、認知症ケア加算1を届け出ている病棟において、入院7日目に関与し始め、20日目に退院した場合は、150点を8日間、30点を6日間算定する[2]。

表 1-2-1 身体疾患を有する認知症患者のケアに関する評価[*1]

認知症ケア加算1（1日につき）		
イ	14 日以内の期間	150 点
	（身体的拘束を実施した場合）	90 点
ロ	15 日以上の期間	30 点
	（身体的拘束を実施した場合）	18 点
認知症ケア加算2（1日につき）		
イ	14 日以内の期間	30 点
	（身体的拘束を実施した場合）	18 点
ロ	15 日以上の期間	10 点
	（身体的拘束を実施した場合）	6 点

身体的拘束を実施した日は、所定点数の 100 分の 60 に相当する点数により算定する。

(厚生労働省：診療報酬の算定方法の一部を改正する件(告示), 平成 28 年厚生労働省告示第 52 号, 2016)

表 1-2-2 認知症ケア加算の算定が可能な病棟

以下の診療報酬を算定している医療機関
- 一般病棟、療養病棟、結核病棟、特定機能病院（精神病棟を除く）、専門病院、障害者施設等入院基本料
- 救命救急入院料
- 特定集中治療室管理料
- ハイケアユニット、脳卒中ケアユニット、特殊疾患入院医療管理料
- 回復期リハビリテーション病棟、地域包括ケア病棟、特殊疾患病棟、特定一般病棟入院料

（厚生労働省：中央社会保険医療協議会総会第328回資料より作成）

表 1-2-3 認知症ケア加算の算定対象患者

「『認知症高齢者の日常生活自立度判定基準』の活用について」（平成18年4月3日 老発第0403003号）、「基本診療料の施設基準等及びその届出に関する手続きの取扱いについて」（平成28年3月4日 保医発0304第1号）におけるランクⅢ以上に該当すること。
　ただし、重度の意識障害のある者（JCS；Japan Coma Scale でⅡ-3（又は30）以上又はGCS；Glasgow Coma Scale で8点以下の状態にある者[*2]）を除く。

（厚生労働省：診療報酬の算定方法の一部改正に伴う実施上の留意事項について（通知）、別添1、平成28年3月4日 保医発0304第3号, 2016）

[*2] JCSとGCSについてはp.38 表2-2-1、表2-2-2を参照。

1. 認知症ケア加算の算定が可能な病棟

認知症ケア加算の算定が可能な病棟を**表 1-2-2**に示します。

2. 対象患者

認知症ケア加算の算定対象患者を**表 1-2-3**に示します[3]。

算定対象になるかどうかは、認知症の診断の有無は関係ありません。身体的治療だけではなく、認知症あるいは認知機能の低下に関連した看護計画の作成が不可欠です。

3.「認知症高齢者の日常生活自立度判定基準」の評価

医師または看護師が、対象患者の「認知症高齢者の日常生活自立度判定基準」[4]（**表 1-2-4**）のランクを判定し、Ⅲ以上の場合に算定対象となります[*3]。認知症の高齢者の状況がよくわかる看護師が評価するのがよいでしょう。

また、認知症と診断されていなくても、認知症ケア加算の要件を満たしていれば算定できます。

[*3]「認知症ケア加算」対象患者の抽出の流れについてはp.39 図2-2-1を参照。

認知症ケア加算1

1. 概要

認知症の患者や高齢者ケアに関する研修を受けた常勤の老人看護専門看護師、認知症看護認定看護師を中心として、認知症の患者の診療について十分な経験を有する常勤の医師、認知症がある高齢者の退院支援経験のある常勤の社会福祉士等で認知症ケアチームを組み、病棟に入院している認知症患者に対して、アセスメントやケアの実践・評価を行う必要があります。さらに、実際にケア

表 1-2-4　認知症高齢者の日常生活自立度判定基準

ランク	判断基準	見られる症状・行動の例	判断にあたっての留意事項
I	何らかの認知症を有するが、日常生活は家庭内及び社会的にほぼ自立している		在宅生活が基本であり、一人暮らしも可能である。相談、指導等を実施することにより、症状の改善や進行の阻止を図る
II	日常生活に支障を来すような症状・行動や意思疎通の困難さが多少見られても、誰かが注意していれば自立できる		在宅生活が基本であるが、一人暮らしは困難な場合もあるので、日中の居宅サービスを利用することにより、在宅生活の支援と症状の改善及び進行の阻止を図る
IIa	家庭外で上記IIの状態が見られる	たびたび道に迷うとか、買い物や事務、金銭管理などそれまでできたことにミスが目立つ等	
IIb	家庭内でも上記IIの状態が見られる	服薬管理ができない、電話の応対や訪問者との対応などひとりで留守番ができない等	
III	日常生活に支障を来すような症状・行動や意思疎通の困難さが見られ、介護を必要とする		日常生活に支障を来すような症状・行動や意思疎通の困難さがランクIIより重度となり、介護が必要となる状態である。「ときどき」とはどのくらいの頻度を指すかについては、症状・行動の種類等により異なるので一概には決められないが、一時も目を離せない状態ではない 在宅生活が基本であるが、一人暮らしは困難であるので、夜間の利用も含めた居宅サービスを利用しこれらのサービスを組み合わせることによる在宅での対応を図る
IIIa	日中を中心として上記IIIの状態が見られる	着替え、食事、排便、排尿が上手にできない・時間がかかる やたらに物を口に入れる、物を拾い集める、徘徊、失禁、大声・奇声をあげる、火の不始末、不潔行為、性的異常行為等	
IIIb	夜間を中心として上記IIIの状態が見られる	ランクIIIaに同じ	
IV	日常生活に支障を来すような症状・行動や意思疎通の困難さが頻繁に見られ、常に介護を必要とする	ランクIIIに同じ	常に目を離すことができない状態である。症状・行動はランクIIIと同じであるが、頻度の違いにより区分される 家族の介護力等の在宅基盤の強弱により居宅サービスを利用しながら在宅生活を続けるか、または特別養護老人ホーム・老人保健施設等の施設サービスを利用するかを選択する。施設サービスを選択する場合には、施設の特徴を踏まえた選択を行う
M	著しい精神症状や周辺症状あるいは重篤な身体疾患が見られ、専門医療を必要とする	せん妄、妄想、興奮、自傷・他害等の精神症状や精神症状に起因する問題行動が継続する状態等	ランクI〜IVと制定されていた高齢者が、精神病院や認知症専門棟を有する老人保健施設等での治療が必要となったり、重篤な身体疾患が見られ老人病院等での治療が必要となった状態である。専門医療機関を受診するよう勧める必要がある

(厚生労働省:「『痴呆性老人の日常生活自立度判定基準』の活用について」の一部改正について, 平成18年4月3日 老発第0403003号, 2006)

を実施する病棟看護師と定期的なカンファレンスやチームラウンドを実施することが求められます。

認知症患者のケアに関する評価は、1日につき150点(14日まで)で、身体的拘束を行った日は減算されます(表1-2-1)[1]。

2. 施設基準

以下のメンバーから成る「認知症ケアに係るチーム」(以下、「認知症ケアチーム」)の設置が必要です[5]。

❶医師

「認知症患者の診療について十分な経験を有する専任の**常勤医師**」で、「精神科の経験を5年以上有する医師、神経内科の経験を5年以上有する医師又は認知症治療に係る適切な研修を修了した医師であること」が必要です。

なお、「適切な研修」とは「国、都道府県又は医療関係団体等が主催する研修であり、認知症診断について適切な知識・技術等を修得することを目的とした研修で、2日間、7時間以上の研修期間で、修了証が交付されるもの」とされています。

❷看護師

「認知症患者の看護に従事した経験を5年以上有する看護師であって、認知症看護に係る適切な研修を修了した専任の**常勤看護師**」で、「**週16時間以上、認知症ケアチームの業務に従事**すること」が必要です。具体的には、老人看護専門看護師、認知症看護認定看護師が該当します。研修の要件を**表1-2-5**[5]に示します。

なお、認知症ケアチームの専任看護師は、精神科リエゾンチームの専任看護師との兼務が可能です。

❸社会福祉士または精神保健福祉士

「認知症患者等の退院調整について経験のある専任の**常勤社会福祉士**、又は**常勤精神保健福祉士**」で、「認知症患者又は要介護者の退院調整の経験のある者又は介護支援専門員の資格を有する者」とされています。

❹その他の専門職

上記のほか、「患者の状態に応じて、**理学療法士、作業療法士、薬剤師、管理栄養士**が参加することが望ましい」とされています。

また、「当該保険医療機関において、**当該チームが組織上明確に位置づけられている**こと」「病院勤務医及び看護職員の負担軽減及び処遇の改善に資する体制が整備されていること。当該体制については、第1の1の(7)[*4]と同様とし、

*4 厚生労働省：基本診療料の施設基準等及びその届出に関する手続きの取扱いについて，別添3 総合入院体制加算1に関する施設基準等 第1-1-(7)，平成28年3月4日 保医発0304第1号，2016.

表1-2-5　認知症ケア加算1における看護師の研修要件

ア	国又は医療関係団体等が主催する研修であること。（**6か月以上かつ600時間以上の研修期間**で、修了証が交付されるもの）
イ	認知症看護に必要な専門的知識・技術を有する看護師の養成を目的とした研修であること。
ウ	講義及び演習は、次の内容を含むものであること。 （イ）認知症の原因疾患・病態及び治療・ケア・予防 （ロ）認知症に関わる保健医療福祉制度の変遷と概要 （ハ）認知症患者に特有な倫理的課題と対応方法 （ニ）認知症看護に必要なアセスメントと援助技術 （ホ）コミュニケーションスキル （ヘ）認知症の特性を踏まえた生活・療養環境の調整方法、行動・心理症状（BPSD）への対応 （ト）ケアマネジメント（各専門職・他機関との連携、社会資源の活用方法） （チ）家族への支援・関係調整
エ	実習により、事例に基づくアセスメントと認知症看護関連領域に必要な看護実践を含むものであること。

（厚生労働省：基本診療料の施設基準等及びその届出に関する手続きの取扱いについて(通知)，平成28年3月4日 保医発0304第1号，2016）

看護職員に関する体制については、これに準じること」など、認知症ケアチームの位置づけや体制整備に関しても示されています。

認知症ケア加算1の施設基準にかかわる届け出には図1-2-1の書式を用います[5]。

*5 認知症ケアチームについてはPart 2を参照。

3. 認知症ケアチームの業務内容[*5]

認知症ケア加算1では、算定要件として認知症ケアチームの業務内容と研修の実施について明確に規定されています（表1-2-6）[3,5]。

❶カンファレンスの開催

認知症患者のケアにかかわるカンファレンスを週1回程度開催し、症例等の検討を行います。カンファレンスには病棟の看護師と、検討の内容に応じて当該患者の診療を担う医師などが参加します。

❷チームラウンド（巡回）

認知症ケアチームは週1回以上、各病棟を巡回し、病棟における認知症ケアの実施状況を把握し、病棟職員や患者・家族に対して助言などを行います。

❸手順書の作成

認知症ケアチームにより、身体的拘束の実施基準や、鎮静を目的とした薬物の適正使用などの内容を盛り込んだ認知症ケアに関する手順書（マニュアル）を作成し、保険医療機関内に配布し、活用します。また、認知症ケアの実施状況等を踏まえて、定期的に手順書の見直しを行います。

❹院内研修会・事例検討会などの実施

認知症ケアチームは、認知症患者にかかわる職員を対象として、認知症患者のケアに関する研修を定期的に実施します。

表1-2-6 認知症ケア加算1における認知症ケアチームの業務と研修実施の規定

認知症ケアチームの業務
ア 認知症患者のケアに係るカンファレンスが週1回程度開催されており、チームの構成員及び当該患者の入院する病棟の看護師等、必要に応じて当該患者の診療を担う医師などが参加していること。
イ チームは、週1回以上、各病棟を巡回し、病棟における認知症患者に対するケアの実施状況の把握や病棟職員への助言等を行うこと。
ウ チームにより、身体的拘束の実施基準や鎮静を目的とした薬物の適正使用等の内容を盛り込んだ認知症ケアに関する手順書（マニュアル）を作成し、保険医療機関内に配布し活用すること。なお、認知症ケアの実施状況等を踏まえ、定期的に当該手順書の見直しを行うこと。
エ チームにより、認知症患者に関わる職員を対象として、認知症患者のケアに関する研修を定期的に実施すること。
研修の実施
認知症患者に関わる全ての病棟の看護師等は、原則として年に1回、認知症患者のアセスメントや看護方法等について、当該チームによる研修又は院外の研修を受講すること（ただし、既に前年度又は前々年度に研修を受けた看護師等にあってはこの限りではない）。

（厚生労働省：基本診療料の施設基準等及びその届出に関する手続きの取扱いについて（通知），平成28年3月4日 保医発0304第1号，2016）

様式40の10

認知症ケア加算1の施設基準に係る届出書添付書類

1 認知症ケアに係るチームの構成員

区分	氏名	備考
ア 専任の常勤医師		精神科・神経内科　研修受講
イ 専任の常勤看護師		週　　　時間
ウ 常勤社会福祉士又は常勤精神保健福祉士		社会福祉士　精神保健福祉士
エ その他の者		理学療法士　作業療法士 薬剤師　管理栄養士

2 認知症ケアに係るカンファレンス等の実施状況

カンファレンスの開催頻度	チームによる回診の頻度
回／週	回／週

3 認知症ケアチームによる認知症患者に関わる職員を対象とした研修の実施回数

回／年

4 病棟看護師等の研修受講状況

①認知症患者に関わる全ての病棟の看護師等の数（人）	②①のうち前々年度以降に研修を受講した看護師等の数（人）	③①のうち今年度中に研修を受講する予定の看護師等の数（人）	④受講率（②＋③）／①
			％

5 認知症ケアに関する手順書（マニュアル）の作成状況　（□には、適合する場合「✓」を記入すること。）

作成／配布	手順書に含まれている内容
□ 作成 □ 配布	□ 身体的拘束の実施基準 □ 鎮静を目的とした薬物の適正使用

［記載上の注意］
1 「1」のアに掲げる医師については、精神科もしくは神経内科の医師、あるいは研修を受講した医師のうち、該当する要件を○で囲み、精神科もしくは神経内科を主たる業務とした5年以上の経験が確認できる文書又は適切な研修を修了したことが確認できる文書を添付すること。イに掲げる看護師については、認知症患者の看護に5年以上従事した経験を有し、認知症看護に係る適切な研修を修了していることが確認できる文書を添付すること。また、当該業務に従事する週あたりの勤務時間を記入すること。ウについては、該当する職種を○で囲み、認知症患者又は要介護者の退院調整に係る経験が確認できる文書あるいは介護支援専門員証の写しを添付すること。エについては、該当する者がいる場合に記入し、該当する職種を○で囲むこと。
2 「2」及び「3」については、実施されている又は行われる予定の場合はその回数について、記載すること。
3 「4」について、①には認知症患者に関わる病棟看護師等の数を記載し、②には、①のうち院内あるいは院外の研修を受講した数、③には受講予定数を記載すること。なお、③には②に計上した看護師等の数を含まないこと。
4 認知症ケアチームが当該医療機関において組織上明確な位置づけであることが確認できる文書を添付すること。
5 様式13の2及び13の3を添付すること。

図1-2-1　認知症ケア加算1の施設基準に係る届出書添付書類
　（厚生労働省：基本診療料の施設基準等及びその届出に関する手続きの取扱いについて（通知），平成28年3月4日保医発0304第1号，2016）

4. 身体的拘束の解除に向けて

身体的拘束を実施した日は、所定点数の100分の60に相当する点数により算定します(表1-2-1)[1)]。

身体的拘束とは、「抑制帯等、患者の身体又は衣服に触れる何らかの用具を使用して、一時的に当該患者の身体を拘束し、その運動を抑制する行動の制限」[3)]であり、車イスやイス、ベッドに体幹や四肢をひもで縛るといった行為はすべて該当します。ただし、移動時などに、安全確保のために短時間固定ベルトなどを使用している間、職員が介助などのため常に当該患者の側に付き添っている場合に限り、点数は適用しなくて構いません。

*6 身体的拘束についてはp.97を参照。

身体的拘束の実施基準を**表1-2-7**に示します[3)]。

認知症患者を診療する医師、看護師等は、認知症ケアチームと連携して、認知症患者の入院前の生活状況等を情報収集し、その情報を踏まえたアセスメントを行い、看護計画を作成します。その計画に基づき、認知症症状を考慮したケアを実施し、その評価を定期的に行います。身体的拘束を実施した場合は、より混乱したり、せん妄が悪化しやすいので、点滴などの治療が本当に必要なのか、代替方法はないか等、解除に向けた検討を少なくとも1日に一度は行います。

*7 ここでのポイントは、認知症があっても身体治療を安全に確実に進めるための対応を盛り込むことである。特に、認知症高齢者の混乱や苦痛をできる限り緩和するコミュニケーションの工夫も含めた看護計画が必要で、これがうまくいくと、せん妄やいわゆるBPSDが予防できる。

認知症ケア加算2

1. 概要

認知症の患者のアセスメントや看護方法等にかかわる適切な研修を受けた看護師複数名が、主に病棟に入院した認知症患者に対して、アセスメント、ケアの実践、評価を行う必要があります。

認知症患者のケアに関する評価は、1日につき30点(14日まで)で、身体的拘束を行った日は減算されます(表1-2-1)[1)]。

表1-2-7 身体的拘束の実施基準

ア	身体的拘束は、抑制帯等、患者の身体又は衣服に触れる何らかの用具を使用して、一時的に当該患者の身体を拘束し、その運動を抑制する行動の制限をいう。
イ	入院患者に対し、日頃より身体的拘束を必要としない状態となるよう環境を整える。また、身体的拘束を実施するかどうかは、職員個々の判断ではなく、当該患者に関わる医師、看護師等、当該患者に関わる複数の職員で検討する。
ウ	やむを得ず身体的拘束を実施する場合であっても、当該患者の生命及び身体の保護に重点を置いた行動の制限であり、代替の方法が見出されるまでの間のやむを得ない対応として行われるものであることから、できる限り早期に解除するよう努める。
エ	身体的拘束を実施するに当たっては、以下の対応を行う。 (イ) 実施の必要性等のアセスメント (ロ) 患者家族への説明と同意 (ハ) 身体的拘束の具体的行為や実施時間等の記録 (ニ) 二次的な身体障害の予防 (ホ) 身体的拘束の解除に向けた検討
オ	身体的拘束を実施することを避けるために、ウ、エの対応をとらず家族等に対し付添いを強要するようなことがあってはならない。

(厚生労働省:診療報酬の算定方法の一部改正に伴う実施上の留意事項について(通知), 別添1, 平成28年3月4日 保医発0304第3号, 2016)

2. 施設基準

当該保険医療機関内において「原則として、全ての病棟(小児科など身体疾患を有する認知症患者が入院しない病棟及び精神病床は除く)に、認知症患者のアセスメントや看護方法等に係る適切な研修を受けた看護師を複数名配置すること」[*8]が必要です。研修の要件を表 1-2-8 に示します[*9][5)]。ただし、研修を受けた看護師の配置は、2017(平成 29)年 3 月 31 日までの間は 1 名の配置で複数名の配置とみなします。

認知症ケア加算 2 の届け出は保険医療機関単位で行いますが、その際、小児科など身体疾患を有する認知症患者が入院しない病棟および精神病床を除いて届け出ることができます。届け出には図 1-2-2 の書式を用います[5)]。

3. 認知症ケア加算 2 の具体的な内容

認知症ケア加算 2 の具体的な内容を表 1-2-9 に示します[3)]。

❶ 手順書の作成
身体的拘束の実施基準や、鎮静を目的とした薬物の適正使用などの内容を盛り込んだ認知症ケアに関する手順書(マニュアル)を作成し、当該保険医療機関内に配布し、活用します。

❷ 院内研修会・事例検討会などの実施
研修を受けた看護師を中心として、病棟の看護師などに対して、少なくとも年に 1 回は院内研修会や事例検討会を実施します。

❸ 身体的拘束の解除に向けた検討
認知症ケア加算 1 と同様に、身体的拘束を実施した日は、所定点数の 100 分の 60 に相当する点数により算定します(表 1-2-1)[1)]。

---

*8 認知症ケア加算 2 では認知症ケアチームの設置は求めていない。

*9 研修は主に認知症の原因疾患やアセスメント、援助技術などを学ぶ内容となっている。認知症ケア加算 2 で求められる手順書の作成方法や手続き書類についての説明、ケア加算の運用方法等の具体的な内容はないため、各医療施設で研修後にその体制づくりを検討する必要がある。さらに、認知症高齢者は多様であり、手順書のパターン化された内容をそのまま実施するのでは不十分である。研修修了後も認知症看護について実践を積み重ねていく必要がある。下記の書籍も参考にしていただきたい。
鈴木みずえ編『急性期病院で治療を受ける認知症高齢者のケア』, 2013
鈴木みずえ著『急性期病院でのステップアップ認知症看護』, 2016

表 1-2-8 認知症ケア加算 2 における看護師の研修要件

ア	国、都道府県又は医療関係団体等が主催する研修であること。(修了証が交付されるもの)
イ	認知症看護に必要な専門的知識・技術を有する看護師の養成を目的とした研修であること。
ウ	講義及び演習は、次の内容について **9 時間以上**含むものであること。 (イ) 認知症の原因疾患と病態・治療 (ロ) 入院中の認知症患者に対する看護に必要なアセスメントと援助技術 (ハ) コミュニケーション方法及び療養環境の調整方法 (ニ) 行動・心理症状(BPSD)、せん妄の予防と対応法 (ホ) 認知症に特有な倫理的課題と意思決定支援

(厚生労働省:基本診療料の施設基準等及びその届出に関する手続きの取扱いについて(通知), 平成 28 年 3 月 4 日 保医発 0304 第 1 号, 2016)

表 1-2-9 認知症ケア加算 2 の具体的な内容

ア	病棟において、看護師等が、当該患者の行動・心理症状等を把握し、対応について看護計画を作成した日から算定できることとし、当該患者の入院期間に応じ所定点数を算定する。
イ	当該患者が入院する病棟の看護師等は、当該患者の行動・心理症状等が出現し、あるいは出現すると見込まれ、身体疾患の治療への影響が見込まれる場合に、症状の軽減を図るための適切な環境調整や患者とのコミュニケーションの方法等を踏まえた看護計画を作成し、当該計画に基づき認知症症状を考慮したケアを実施し、その評価を行うこと。
ウ	身体的拘束を実施した場合は、解除に向けた検討を少なくとも 1 日に 1 度は行うこと。

(厚生労働省:診療報酬の算定方法の一部改正に伴う実施上の留意事項について(通知), 別添 1, 平成 28 年 3 月 4 日 保医発 0304 第 3 号, 2016)

4．運営のポイント

認知症ケア加算2を受けた保険医療機関で、老人看護専門看護師、認知症看護認定看護師等のいない場合は、研修を受けた看護師がリーダーとなり、看護計画を立てることになります。認知症をもつ高齢者の背景は様々であること

様式40の11

認知症ケア加算2の施設基準に係る届出書添付書類

1　届出病棟数：　　　病棟

病棟名	

2　研修を受けた看護師

病棟名	氏名

3　病棟職員を対象とした研修の実施回数

　　　　回／年

4　認知症ケアに関する手順書（マニュアル）の作成状況　（□には、適合する場合「✓」を記入すること。）

作成／配布	手順書に含まれている内容
□ 作成 □ 配布	□ 身体的拘束の実施基準 □ 鎮静を目的とした薬物の適正使用

［記載上の注意］
1　「2」に掲げる看護師については、適切な研修を修了していることが確認できる文書を添付すること。
　　原則として、届出を行う全ての病棟において、配置されている研修を受けた看護師について記載すること。
2　「3」については、届出の直近1年間において、実施されている又は行われる予定の場合はその回数について、医療機関全体の総数を記載すること。

図 1-2-2　認知症ケア加算2の施設基準に係る届出書添付書類
（厚生労働省：基本診療料の施設基準等及びその届出に関する手続きの取扱いについて（通知），平成28年3月4日 保医発0304第1号，2016）

から、最初から完璧を目指すのではなく、徐々に進めながら運営システムを整えるとよいでしょう。

また、介護保険制度の要介護認定を受けている患者であれば、介護支援専門員(ケアマネジャー)に患者の背景やケアの特徴を聞くことで、看護計画のヒントを得ることができます。

総合入院体制加算

1. 概要

総合入院体制加算(表1-2-10)[5,6]は、総合的かつ専門的な急性期医療を適切に評価するためのものです。平成28(2016)年度診療報酬改定では、それまでの加算1、加算2の間に新たな加算が設けられ、3段階となりました。加算1では化学療法の要件の見直し、急性期医療の提供密度に関する要件などの追加が行われ、加算2(新設)と加算3では一定程度の実績を満たすことや、認知症・精神疾患患者の受け入れ体制などが要件として定められました。

総合入院体制加算は、入院した日から起算して14日を限度として算定できる加算です。そのため、認知機能障害の有無にかかわらず、どの対象者でも適応できるのが特徴です。すでに総合入院体制加算をとっているため、認知症ケア加算は算定しない医療機関もあります。[*10]

2. 施設基準 [5,6]

❶総合入院体制加算1の施設基準

総合入院体制加算1は1日に240点を所定点数に加算することができますが、加算2や3の施設基準よりもハイレベルな要件を満たすことが必要となります。平成28年度診療報酬改定では、年間の手術件数が800件以上であること、実績要件をすべて満たしていることに加えて、24時間対応できる精神科医療体制があること、一般病棟用の重症度、医療・看護必要度の該当患者割合が3割以上であること、および日本医療機能評価機構等による医療機能評価を受けていること、が施設基準として追加されました。

❷総合入院体制加算2の施設基準

総合入院体制加算2は平成28年度診療報酬改定で新設され、1日に180点を加算することができます。施設基準として、年間の手術件数が800件以上であること、年間の救急用の自動車等による搬送件数が2,000件以上であること、また、実績要件についてすべて満たしていることが望ましく、少なくとも4つ以上満たしていること、24時間対応できる精神科医療体制があり、一定の基準を満たすこと、一般病棟用の重症度、医療・看護必要度の該当患者割合が3割以上であること、および日本医療機能評価機構等による医療機能評価を受けていること、などが定められています。

❸総合入院体制加算3の施設基準

総合入院体制加算3は平成26(2014)年度診療報酬改定で加算2とされていたもので、1日に120点を加算することができます。平成28年度改定では、施設基準として、年間の手術件数が800件以上であること、また実績要件に

*10 加算は重複して申請できないため、総合入院体制加算1と2がとれている病院では、あえて認知症ケア加算に切り替えていない病院もある(精神科病棟では総合入院体制加算は算定できず、精神病棟入院時医学管理加算のみを算定する)。

ついてすべて満たしていることが望ましく、少なくとも2つ以上を満たしていること、24時間対応できる精神科医療体制があり、一定の基準を満たすこと、一般病棟用の重症度、医療・看護必要度の該当患者割合が2割7分以上であること、などが定められています。

表 1-2-10 総合入院体制加算の実績要件等の見直し（平成28年度診療報酬改定）

（旧）総合入院体制加算1 ⇒ 総合入院体制加算1（1日につき・14日以内）　240点
　　　　　　　　　　　　　総合入院体制加算2（1日につき・14日以内）　180点（新）
（旧）総合入院体制加算2 ⇒ 総合入院体制加算3（1日につき・14日以内）　120点

	総合入院体制加算1	総合入院体制加算2	総合入院体制加算3
共通の施設基準	●内科、精神科、小児科、外科、整形外科、脳神経外科及び産科又は産婦人科を標榜し、それらに係る入院医療を提供している ●全身麻酔による手術件数が 年800件以上		
実績要件	ア）人工心肺を用いた手術 40件/年以上、イ）悪性腫瘍手術 400件/年以上、ウ）腹腔鏡下手術 100件/年以上、エ）放射線治療（体外照射法）4,000件/年以上、オ）化学療法 1,000件/年以上、カ）分娩件数 100件/年以上		
	上記の全て満たす	上記のうち少なくとも4つ以上を満たす	上記のうち少なくとも2つ以上を満たす
救急自動車等による搬送件数	—	年間2,000件以上	—
精神科要件	（共通要件）精神科につき24時間対応できる体制があること		
	精神患者の入院受入体制がある	以下のいずれも満たす イ　精神科リエゾンチーム加算、又は認知症ケア加算1の届出 ロ　精神疾患診療体制加算2又は救急搬送患者の入院3日以内の入院精神療法若しくは救命救急入院料の注2の加算の算定件数が年間20件以上	以下のいずれかを満たす イ　精神科リエゾンチーム加算、又は認知症ケア加算1の届出 ロ　精神疾患診療体制加算2又は救急搬送患者の入院3日以内の入院精神療法若しくは救命救急入院料の注2の加算の算定件数が年間20件以上
日本医療機能評価機構等が行う医療機能評価	○	○	—
救急医療体制	救命救急センター又は高度救命救急センターの設置	2次救急医療機関又は救命救急センター等の設置	2次救急医療機関又は救命救急センター等の設置
一般病棟用重症度、医療・看護必要度の該当患者割合（A得点2点以上又はC得点1点以上）	3割以上	3割以上	2割7分以上

[経過措置]
平成28年1月1日に総合入院体制加算1、加算2の届出を行っている保険医療機関については、平成29年3月31日までの間、それぞれ総合入院体制加算1、加算3の基準を満たしているものとする。

（厚生労働省保険局医療課：平成28年度診療報酬改定の概要(2016年3月4日版)，2016.
http://www.mhlw.go.jp/file/06-Seisakujouhou-12400000-Hokenkyoku/0000115977.pdf）

精神科リエゾンチーム加算

1. 概要

　精神科リエゾンチーム加算は、一般病棟においてせん妄や抑うつといった症状がみられる精神科患者を対象とし、症状の緩和や早期退院を推進することを目的として、精神科医、専門性の高い看護師、薬剤師、作業療法士、精神保健福祉士、臨床心理技術者等の多職種から成るチーム(以下、「精神科リエゾンチーム」)が診療し、ケアすることを評価したものです(表1-2-11)[1,3]。

　精神科リエゾンチーム加算を算定した場合、認知症ケア加算1を同時に算定することはできません。認知症高齢者が入院後14日間は認知症ケア加算1を申請し、15日目からは精神科リエゾンチーム加算に切り替えている医療機関もあるようです。

2. 施設基準[3,5]

　当該保険医療機関内に、以下の3名以上から構成される精神医療にかかわる専門的知識を有した多職種から成るチームが設置されていることが必要です。

- 専任[*11]の精神科医師：5年以上の勤務経験を有する者(他の保険医療機関を主たる勤務先とする者でも可)。
- 専任の常勤看護師：精神科等の経験を3年以上有し、所定の研修を修了した者(平成29年4月1日以降は、精神科等の経験は入院患者の看護の経験1年以上を含む者に限る)。
- 専従[*11]の常勤薬剤師、常勤作業療法士、常勤精神保健福祉士、常勤臨床心理技術者のうち、いずれか1人：精神科病院または一般病院での精神医療に3年以上の経験を有する者(ただし、精神科リエゾンチームが診察する患者数が週に15人以内の場合は、専任の者1人で差し支えない)。

　なお、精神科リエゾンチームの業務内容として、以下のことが義務づけられています。

*11 診療報酬においては、「専従」とはその業務のみを行うこと、「専任」とはもっぱらその業務を行うが、他の業務の兼任が可能なこと、という意味合いで使われることが多い。

表1-2-11　精神科リエゾンチーム加算

精神科リエゾンチーム加算(週1回)　300点

- 精神科リエゾンチーム加算は、一般病棟におけるせん妄や抑うつといった精神科医療のニーズの高まりを踏まえ、一般病棟に入院する患者の精神状態を把握し、精神科専門医療が必要な者を早期に発見し、可能な限り早期に精神科専門医療を提供することにより、症状の緩和や早期退院を推進することを目的として、精神科医、専門性の高い看護師、薬剤師、作業療法士、精神保健福祉士、臨床心理技術者等多職種からなるチーム(「精神科リエゾンチーム」という)が診療することを評価したものである。
- 精神科リエゾンチーム加算の算定対象は、せん妄や抑うつを有する患者、精神疾患を有する患者、自殺企図で入院した患者であり、当該患者に対して精神科医療に係る専門的知識を有した精神科リエゾンチームによる診療が行われた場合に週1回に限り算定する。
- 1週間当たりの算定患者数は、1チームにつき概ね30人以内とする。

(厚生労働省：診療報酬の算定方法の一部を改正する件(告示)、平成28年厚生労働省告示第52号、2016／厚生労働省：診療報酬の算定方法の一部改正に伴う実施上の留意事項について(通知)、別添1、平成28年3月4日 保医発0304第3号、2016)

- カンファレンス・回診(週1回程度)：入院患者の精神症状の評価や診療方針の決定などにかかわるもの。精神科リエゾンチームの構成員および必要に応じて対象患者の診療を担当する医師、看護師などが参加する。
- 診療実施計画書、治療評価書の作成：精神症状等の重症度評価、治療目標、治療計画等の内容を含むこと。
- 退院・転院後の調整：退院・転院後も継続した精神科医療が必要な場合、他の医療機関を紹介するなどの調整を行う。
- 記録：精神科リエゾンチームが診療を行った患者数、診療の回数等について記録する。
- 相談：加算の算定対象となっていない患者の診療を担当する医師、看護師等からの相談に速やかに応じ、必要に応じて精神状態の評価等を行う。

退院支援加算

1. 概要

　退院支援加算は、「患者が安心・納得して退院し、早期に住み慣れた地域で療養や生活を継続できるように、施設間の連携を推進したうえで、入院早期より退院困難な要因を有する患者を抽出し、退院支援を実施することを評価するもの」です(表 1-2-12)[1]。

認知症の高齢者の場合は、入院早期より退院困難であることを予測し、退院後を見据えて地域と連携して介護保険サービスにつなげていくことで、退院支援加算を申請することができます。

表 1-2-12　退院支援加算（退院時1回）

退院支援加算 1
イ　一般病棟入院基本料等の場合　600 点
退院困難な要因を有する入院中の患者で、在宅での療養を希望するものに対して退院支援を行った場合
ロ　療養病棟入院基本料等の場合　1,200 点
連携する他の保険医療機関において、当該加算を算定した患者の転院（1回の転院に限る）を受け入れ、当該患者に対して退院支援を行った場合
- 病棟への退院支援職員の配置の促進を目的に新設。従来の退院調整加算の基準に加え、退院支援職員が入院早期に退院が困難な患者を抽出し、退院支援計画を立案、病棟の看護師らと共同して退院調整を実施することなどが要件となる。

退院支援加算 2
イ　一般病棟入院基本料等の場合　190 点 / ロ　療養病棟入院基本料等の場合　635 点
退院困難な要因を有する入院中の患者で、在宅での療養を希望するものに対して退院支援を行った場合
- 従来の退院調整加算を「退院支援加算2」に名称変更したもの。ただし、従来の在院日数別の評価は廃止され、一律になった。

＊退院支援加算3は新生児特定集中治療室の入院患者が対象のため、ここでは割愛する。

2. 施設基準(退院支援加算1)[3,5]

当該保険医療機関内に、退院支援および地域連携業務を担う部門が設置されていることが必要です。職員は以下のように配置することが求められています。

- 退院支援部門：専従の看護師または専従の社会福祉士1人以上(いずれも退院支援および地域連携業務に関する十分な経験を有する者)。[*12]
- 加算の算定対象となる病棟：退院支援および地域連携業務に専従する看護師または社会福祉士が各病棟に専任で配置されていること。[*13]

各病棟に専任で配置された退院支援および地域連携業務に専従する職員(以下、退院支援職員)は、以下のことを行うことが求められています。

- 退院困難患者の抽出：原則として入院後3日以内に患者の状況を把握するとともに、退院困難な要因を有している患者を抽出する。[*14]
- 患者・家族との面談：「イ 一般病棟入院基本料等の場合」は原則7日以内、「ロ 療養病棟入院基本料等の場合」は原則14日以内に、患者・家族と病状や退院後の生活も含めた話し合いを行う。
- 退院支援計画の作成：関係職種と連携して、入院後7日以内に退院支援計画の作成に着手する。文書で患者・家族に説明を行い、交付する。また、その内容を診療録に貼付または記載する。
- カンファレンスの実施：入院後7日以内に、病棟の看護師、病棟に専任の退院支援職員、退院支援部門の看護師・社会福祉士等が共同してカンファレンスを実施する。
- 他の保険医療機関との連携：当該病棟または退院支援部門の退院支援職員が、連携する他の保険医療機関や介護サービス事業所等(20か所以上)の職員と面会し(年3回以上)、転院・退院体制に関する情報の共有を行う。

退院支援加算2の施設基準については、関連資料をご参照ください。

*12 専従の看護師の場合は専任の社会福祉士が、専従の社会福祉士の場合は専任の看護師が配置されていること。

*13 専任の看護師または社会福祉士が配置される病棟は1人につき2病棟、計120床までに限る。

*14 ここでいう退院困難な要因とは以下のものである。
ア)悪性腫瘍、認知症又は誤嚥性肺炎等の急性呼吸器感染症のいずれかであること。
イ)緊急入院であること。
ウ)要介護認定が未申請であること。
エ)入院前に比べADLが低下し、退院後の生活様式の再編が必要であること(必要と推測されること)。
オ)排泄に介助を要すること。
カ)同居者の有無に関わらず、必要な介護を十分に提供できる状況にないこと。
キ)退院後に医療処置(胃瘻等の経管栄養法を含む)が必要なこと。
ク)入退院を繰り返していること。
ケ)その他患者の状況から判断して、アからクまでに準ずると認められる場合。

引用文献

1) 厚生労働省：診療報酬の算定方法の一部を改正する件(告示)，平成28年厚生労働省告示第52号，2016．
2) 厚生労働省保険局医療課：疑義解釈資料の送付について(その1)．
http://www.mhlw.go.jp/file.jsp?id=344633&name=file/06-Seisak
3) 厚生労働省：診療報酬の算定方法の一部改正に伴う実施上の留意事項について(通知)，別添1，平成28年3月4日 保医発0304第3号，2016．
4) 厚生労働省：「認知症高齢者の日常生活自立度判定基準」の活用について，平成18年4月3日 老発第0403003号，2006．
5) 厚生労働省：基本診療料の施設基準等及びその届出に関する手続きの取扱いについて(通知)，平成28年3月4日 保医発0304第1号，2016．
6) 厚生労働省保険局医療課：平成28年度診療報酬改定の概要(2016年3月4日版)，2016．
http://www.mhlw.go.jp/file/06-Seisakujouhou-12400000-Hokenkyoku/0000115977.pdf

(鈴木みずえ)

3 認知症ケア加算新設までの経緯

日本老年看護学会老年看護政策検討委員会の取り組み

はじめに

　認知症をもつ高齢者が身体疾患等により入院すると、症状に伴う苦痛に加えて、「知らない場所」で「知らない人」から「知らないこと」をされるという物理的・人的・生活環境の大きな変化を体験することになります。さらに、治療に伴う安静指示などの制約が加わって、入院生活への適応が困難となり、様々なストレスから生じる行動・心理症状(BPSD)の出現にもつながっていきます。また、ケアを担当する看護師からは、「意思疎通が困難で、指示を守ることができない患者」というレッテルを貼られがちで、安全管理という理由の身体的拘束にもつながっていきます。このように、本人のニーズが満たされない状況と、看護上の課題が大きい、という2つの課題が生じることがあるといえます。

　これらを解決するには、認知症高齢者の個別特性に応じた多職種ケアチームをつくり、多職種協働ケアを行うことが不可欠であり、これにより実際に、認知症高齢者等が落ち着いて入院治療を受けられたという成果も報告されています[1]。これらのことから、認知症の高齢者に対しては、専門的な知識をもった多職種ケアチームによる質の高いケアを提供して、本人が安心して、かつ安全に入院治療を受けられるためのしくみをつくることが必要です。

　平成26(2014)年度日本老年看護学会老年看護政策検討委員会(以下、本会)では、平成28(2016)年度診療報酬改定を見据え、「入院した認知症高齢者等へのチーム医療加算」の提案を行い、それを実現するに至りました。本稿では、この診療報酬化につながった諸経過と資料を紹介し、ケアが診療報酬化されるまでにどのような経過をたどるのかについて示します。

高齢者看護に関する診療報酬化のニーズとエビデンス

1. 診療報酬化のニーズとエビデンス

　日本老年看護学会では、高齢者へのどのような看護技術に対して診療報酬化が必要であるのか、またその看護技術について高いエビデンスが報告されているのかを、会員を対象に2010年に調査しました。ここでいう「看護技術」と

は、一般病院等で標準的に行われる看護ではなく、現在の標準にいわば上乗せして行われる特定の看護行為を指しています。また高いエビデンスとは、日本医療機能評価機構(Minds)分類などによるレベルⅠ(システマティックレビュー/ランダム化比較試験[RCT]のメタアナリシス)、またはレベルⅡ(1つ以上のRCT)を意味しています。

先の調査結果から、高齢者の排泄(排便、排尿)ケアの自立支援、リハビリテーション支援、テレナーシング支援[*1]等に対する診療報酬化のニーズがあることがあげられました。しかし、その中で、RCTなどでケアの有効性に関するエビデンスが報告されているものは少なく、入院した高齢者に提供する看護技術のエビデンスは非常に乏しいことがわかりました。

*1 テレビ、電話、電子メール、インターネット等の通信技術を用いた遠隔看護。

2. 認知症看護認定看護師、老人看護専門看護師を対象とした認知症ケアに関するチーム医療の実態調査

平成28年度診療報酬改定を見据えて、本会ではさらに2つのことを推進しました。1つは国内における認知症高齢者等へのチーム医療の実態調査[1)]、もう1つは、認知症高齢者等へのチーム医療の高いレベルのエビデンスの明確化です。

本会では、国内の認知症者等を対象に行われているチーム医療の実態調査を平成26年度に行いました。対象は、認知症看護認定看護師(DCN)および老人看護専門看護師(GCNS)が主導する認知症ケアチームとしました。1か月間の調査期間を設け、その期間中に入院した認知症事例を前向き調査により、DCNやGCNSが連携した職種、連携したケアの内容、連携したケアの結果について調査しました。

DCNとGCNS計111名から回答が得られました。勤務していた医療施設の種類は、高度専門医療機関、一般病院、精神科病院、療養病床等、多岐にわたり、勤務形態も多様でした。回答者が勤務する病棟(看護単位)の入院患者のうち、認知症・認知機能低下等を認める者は約3割で、このうち半数以上が行動・心理症状(BPSD)を発症していることが示されました。これは、1人の看護師が日勤帯で7〜8名の患者を受け持っている中、約2名の患者が認知症、または認知機能低下者であることを示しています。その中で、DCNやGCNSが認知症高齢者等に個別に対応するためにチームをつくり、それを牽引し、その成果として、認知症患者の症状の消失・軽減・改善、入院生活リズムが整い身体状態が改善したこと、スタッフ間で統一したケアを提供できたこと、家族にも安心感を与えられ、患者−家族間の関係性が再構築できたこと、などが報告されていました。

3. 入院認知症高齢者へのチーム医療のエビデンスの探求[2)]

診療報酬等の要望にはエビデンスは不可欠です。そのため、認知症高齢者等へのチーム医療の有効性について、メタアナリシスを行い、エビデンスの評価を行いました。

メタアナリシスを行ううえで、問題の定式化(PICO)は重要です。ここでは、Patient(対象患者)=認知症、Intervention(介入)=老年学に関連する複数の職

種で構成する専門職チームによるアセスメントとケア実施、Comparison（対照群）＝従来の病棟ケア、Outcome（アウトカム）＝せん妄やBPSD発症率等の臨床指標としました。

和文・英文文献データベースを用いて広範に文献収集を行い、1,326文献が検索されました。これらの文献の内容を、介入内容、対象者など適格基準に沿ってスクリーニングし、基準を満たさない文献を除外して、最終的に7文献がメタアナリシスの対象となりました。これらは英国、米国、フィンランド、ノルウェー、オランダ、スウェーデンの医療機関においてのチーム医療の報告でした。介入試験が行われた医療機関や対象患者の特性は、教育病院など規模の大きいものが多く、内科系病棟に入院した対象者への効果と、骨折により整形外科系病棟に入院した認知症を含む高齢者群へのチーム医療の効果を検討するものでした。

チーム医療の内容は、通常ケアに加え、老年科医、GCNS、神経心理学者、ソーシャルワーカー、理学療法士、作業療法士、言語聴覚士による大腿骨近位部骨折患者へのチームでのアセスメントと内科医ほかのコンサルテーション、保健センター、ナーシングホーム、ホームヘルプサービス等、退院後のサービス提供を行う地域機関との協働[3]などがあげられていましたが、共通していた協働の内容は多職種アセスメントを行う点でした。また、チームによる介入のアウトカム指標には、平均在院日数、入院中のせん妄発症者割合、入院中の死亡者割合、退院時のせん妄持続者割合、退院時のナーシングホーム入所者割合、退院後6か月間の再入院割合、退院後1年間のナーシングホーム入所者割合などがあげられていました。

これら各指標についてメタアナリシスを行った結果、在院日数は、老年専門職チームによる介入群で有意に短いことが示されました（図1-3-1）[2]。しかし、これらの報告文献数が2文献と少なく、対象患者は一般内科と大腿骨近位部

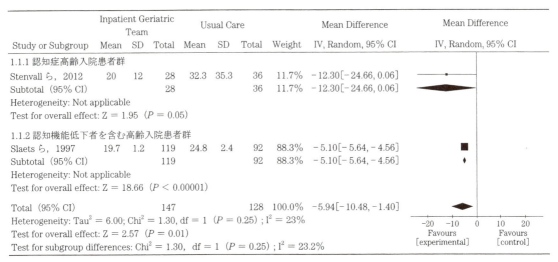

図1-3-1 認知症・認知機能低下者を含む高齢入院患者群への老年専門職チーム介入 vs 通常ケアの平均在院日数のフォレストプロット

（亀井智子ほか：認知症および認知機能低下者を含む高齢入院患者群への老年専門職チームによる介入の在院日数短縮等への有効性；システマティックレビューとメタアナリシス，日本老年看護学会誌，20（2）：30，2016）

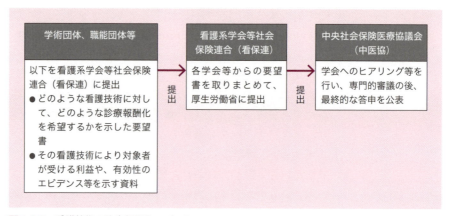

図 1-3-2　看護技術の診療報酬化のプロセス

等の骨折という臨床的な異質性があり、対象患者数は少数で、また RCT のバイアスリスクも考えられたため、エビデンスは限定的と判断しました。最終的に、認知症および認知機能の低下者を含む高齢入院患者群に対する老年専門職チームによる介入の在院日数減少効果のエビデンスは、Minds 2014 推奨度：2C（弱い推奨、弱い根拠にもとづく）と考えられ、エビデンスは限定的なものととらえられました。

また、1 つの RCT では、せん妄発生は老年専門職チームによる介入群で低かったことから[4,5]、チーム医療によりせん妄の発症が予防できることが示唆されました。

診療報酬化の要望書の作成と提出

看護技術の診療報酬化のプロセスでは、学会等の学術団体や職能団体等がどのような看護技術に対してどのような診療報酬化を希望するのかを、看護系学会等社会保険連合(看保連)を通して厚生労働省に提出することになっています（図 1-3-2）。そのため、前述の内容をまとめた要望書と諸資料（図 1-3-3）を 2015 年 8 月上旬に看保連に提出しました。看保連では、各学会等からの要望書を取りまとめ、厚生労働省へ 2015 年 8 月 10 日に提出を行っています（図 1-3-4）。

厚生労働省では、中央社会保険医療協議会(中医協)にこれらを諮問し、2015 年 8 月下旬に学会へのヒアリングを経て、その後専門的審議を行い、最終的な答申を 2016 年 1 月 19 日付で公表しています。なお、中医協で検討された資料には、当委員会が提出した資料が記載されていました（図 1-3-5）。

平成 28 年度に診療報酬化された「認知症ケア加算」とは

今回、チームで適切に対応することで、入院認知症患者の症状の悪化を予防し、身体疾患の治療を円滑に受けられるようにすることを目的として「認知症ケア加算」が診療報酬化されました[*2]。これは、認知症ケアに関する多職種ケア

＊2　認知症ケア加算の詳しい内容については Part 1-2 を参照。

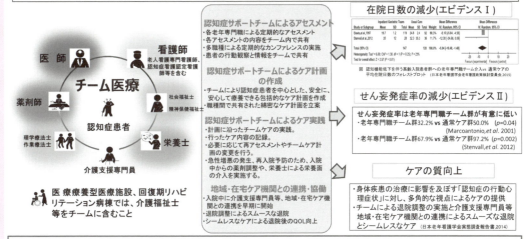

図 1-3-3　日本老年看護学会から看保連を経由して厚生労働省に提出した入院認知症者へのチーム医療の提案書に添えた図

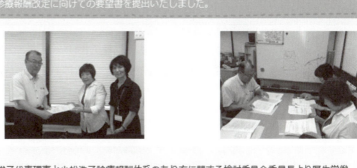

図 1-3-4　厚生労働省へ平成28年度診療報酬改定に向けての要望書を提出
（一般社団法人 看護系学会等社会保険連合ホームページ　http://kanhoren.jp/）

　　　　チームの介入を評価したものです。
　　　　　加算は2つに区分されており、それぞれ認知症ケア加算1、加算2となっています。「認知症ケア加算1」の算定要件には、認知症患者の診療について十分な経験と知識のある専任の常勤医師、認知症患者の看護に従事した経験を

3　認知症ケア加算新設までの経緯　　25

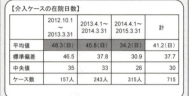

図 1-3-5 中央社会保険医療協議会総会資料に活用された日本老年看護学会からのデータと文献
（厚生労働省中央社会保険医療協議会総会（第 315 回）資料
http://www.mhlw.go.jp/file/05-Shingikai-12404000-Hokenkyoku-Iryouka/0000105049.pdf）

有し、適切な研修を修了した専任の常勤看護師、専任の常勤社会福祉士または常勤精神保健福祉士の配置が必須となっています。これらの職種によるチームが設置され、看護計画を作成し、実施・評価すること等が算定の要件になっており、認知症に関する高度で専門的な看護を行うことができる看護師の配置と、看護師がチームを牽引していくことが重視されています。ここでいう適切な研修とは、認知症看護認定看護師と老人看護専門看護師、精神科認定看護師（認定証が発行されている者のみ）、精神看護専門看護師の教育課程を指しています。また、この算定は小児科等を除いたほとんどの病棟で可能となっています。

「認知症ケア加算 2」は、認知症患者のアセスメントや看護方法等にかかわる適切な研修を受けた看護師を複数名配置していることが要件となっています。

なお、認知症ケア加算は、抑制帯等、患者の身体や衣服に触れる何らかの用具を使用する身体的拘束を行った場合、減算されることとなっています。このことは、身体的拘束を外す、または行わないことを推進しているもので、まさに看護力やチーム力を問うているものといえます。また、従来の精神科リエゾンチーム加算との重複算定はできないことになっています。

施設要件を満たすための研修プログラム

「認知症ケア加算 1」の算定要件は、専任の DCN や GCNS が配置されていることが必要ですが、2017 年 1 月現在、わが国のこれらの有資格者は、DCN 811 名、GNS 93 名[6]であり、国内の医療施設数 110,025 施設（歯科除く。医療施設動態調査 2016 年 10 月末概数）と比べると少数です。そのため、多くの医療

表 1-3-1　日本老年看護学会主催の認知症看護対応力向上研修のプログラム

	テーマ	時間数	内容
講義	1. 認知症患者に特有な看護上の課題と看護の基本	1時間	認知症ケアの歴史的変遷、認知症患者の特性と尊厳、認知症看護の基本的な考え方、看護師の態度、認知症ケア加算に伴う看護体制の整備
	2. 認知症の原因疾患と病態・治療	1時間	認知症の原因疾患、病態、症状、治療、病状の進行、合併症、予防とケア
	3. 認知症に特有な倫理的課題と意思決定支援	1時間	意思確認、意思決定の支援、権利擁護、虐待防止、身体拘束外しへの対応
	4. 入院中の認知症患者に必要なアセスメントと援助技術、実施・評価	2時間	対象のアセスメント（治療および身体症状、入院前の日常生活、入院中の日常生活）、看護計画と援助技術（安全な医療の提供方法、身体拘束の排除、生活リズム、生活行動を整える支援、症状管理、合併症予防、安静を要する状態の援助、廃用症候群予防の援助、転倒、転落等事故予防）、評価
	5. 行動・心理症状（BPSD）・せん妄の予防と対応方法—コミュニケーションスキル	1時間	認知症患者の安心と安楽をもたらすコミュニケーションスキル
	6. 行動・心理症状（BPSD）・せん妄の予防と対応方法—療養環境の調整方法	1時間	BPSDの種類と対応方法、せん妄とせん妄予防のケア、対応方法、療養環境の調整、チームによるケア方法
	7. 退院支援と地域包括ケア	1時間	認知症に係る保健医療福祉制度の変遷、認知症患者の退院支援、関係機関の連携・調整、介護保険によるケアマネジメント
	8. 家族への支援	1時間	認知症患者を介護する家族の現状と課題、家族への支援方法
講義時間小計		9時間	
演習	1. 認知症患者に特有な倫理的課題と対応方法	1時間	倫理的課題をもつ事例の検討演習
	2. 認知症患者とのコミュニケーションスキル	1時間	認知症患者とのコミュニケーション技法演習
	3. チームアプローチ演習	1時間	多職種チームにおけるリーダーシップ、メンバーシップの取り方、認知症ケアチームを構成する専門職の専門性と役割、チーム内のコミュニケーション方法演習
演習時間小計		3時間	

施設でこれら認知症看護の専門的知識をもった看護師は勤務していないと考えられます。これらの医療施設では、施設基準を満たせば「認知症ケア加算2」を算定することが可能となります。その要件とは、認知症患者のアセスメントや看護方法等に関する9時間以上の研修を受講することとされています。

日本老年看護学会では、厚生労働省が示している9時間を上回る内容で、かつ、研修内容の質を高く担保した「認知症看護対応力向上研修」プログラム（表1-3-1）とテキストを作成しました。プログラムは厚生労働省に照会し、保険局医療課から2016年3月31日に疑義解釈が発出され、本研修は施設基準を満たすとして公表されました。第1回の認知症看護対応力向上研修は2016年8月に開催しましたが、定員を2倍以上超えた申し込みがあり、参加者は非常に熱心に受講していました。今後しばらくの間は、この研修会へのニーズは高いと考えています。

おわりに

　認知症ケア加算新設につながった、日本老年看護学会が取り組んだ経過を述べてきました。看護技術等の診療報酬化に際しては、より高いエビデンスとそのケアの普及性の両者が問われます。その反面、診療報酬化されると、現場ではチェック項目が増えて、実際のケアが形骸化されることがあるとも耳にします。そのようなことでは、ここに述べたような学会活動を推進してきた者としては、大変残念な思いに駆られます。

　形骸化することのない認知症者へのチーム医療とはどのようなものなのでしょうか。認知症をもつ人と家族が安心でき、安全な医療を実現するために、認知症看護や高齢者看護の第一線にある読者には、自問を続けてほしいと思います。

謝辞
　タイムリーに資料提供をくださった日本老年看護学会の関係諸氏のご協力に感謝いたします。本稿は、日本老年看護学会誌，21巻1号，p.76-81，2016に掲載された委員会報告記事「亀井智子ほか：老年看護政策検討委員会活動報告―平成28年度診療報酬改定「認知症ケア加算」のプロセス」をもとに加筆したものです。

引用文献
1) 日本老年看護学会老年看護政策検討委員会：老人看護専門看護師および認知症看護認定看護師を対象とした「入院認知症高齢者へのチーム医療」の実態調査報告書，2014．
　http://www.rounenkango.com/
2) 亀井智子ほか：認知症および認知機能低下者を含む高齢入院患者群への老年専門職チームによる介入の在院日数短縮等への有効性；システマティックレビューとメタアナリシス，日本老年看護学会誌，20（2）：23-35，2016．
3) Huusko, T.M. et al. : Randomized, clinically controlled trial of intensive geriatric rehabilitation in patients with hip fracture: subgroup analysis of patients with dementia, BMJ, 321(7269): 1107-1111, 2000.
4) Marcantonio, E.R. et al. : Reducing delirium after hip fracture: a randomized trial, J Am Geriatr Soc, 49 (5) : 516-522, 2001.
5) Stenvall, M. et al. : A multidisciplinary intervention program improved the outcome after hip fracture for people with dementia—Subgroup analyses of a randomized controlled trial, Arch Gerontol Geriatr, 54 (3) : e284-e289, 2012.
6) 日本看護協会：専門看護師・認定看護師・認定看護管理者．
　http://nintei.nurse.or.jp/nursing/qualification/

参考文献
1) 亀井智子：老年看護政策検討委員会活動報告―平成28年度診療報酬改定「認知症ケア加算」のプロセス，日本老年看護学会誌，21（1）：76-81，2016．

（亀井智子）

認知症ケア加算 Q&A

Q1 認知症ケア加算の施設基準では「手順書」が必要となっていますが、まだ作成していません。認知症ケア加算の届け出をするまでに手順書を完成させなければなりませんか?

A1 手順書の完成は認知症ケア加算の届け出をした後でも大丈夫ですが、監査のときまでには完成している必要があります。

Q2 手順書の内容にはどのようなことを盛り込めばよいでしょうか?

A2 手順書には、認知症に対する看護実践の手順を記載します。実践において活用可能な簡便な内容であることと、院内のどの看護師でも同じ実践ができるように記載する必要があります。ポイントを以下に示します。
①手順書の目的や内容を明確に記載する。
②参考資料や書籍を用いるのではなく、院内で実践できる具体的なレベルで明記し、わかりやすいようにチェックリスト、フローチャート、イラスト等で示す。
③間違いが起こらないように具体的な内容を示すものにする。複数の人で作成し、委員会、認知症ケアチームなど全体で内容を討議する。
④定期的に当該手順書の見直し、修正、追加を行う。
⑤認知症の高齢者に対する倫理的な課題、身体的拘束の実施基準、鎮静を目的とした薬物の適正使用等の内容を入れる。
[p.11 参照]

Q3 認知症患者に院内デイケアを行っていますが、認知症ケア加算の算定に当てはめることはできるでしょうか?

A3 病院で認知症ケア加算の体制が整えば、院内デイケアの対象者に関しても、認知症ケア加算の対象患者として算定することができます。その場合、看護計画の中に、院内デイケア実施の記載をしておく必要があります。

Q4 認知症ケア加算2では、適切な研修を受けた看護師が病棟に複数名配置されていることが要件となっていますが、同じ病院でも、配置されている病棟は加算がとれて、配置されていない病棟はとれないということでしょうか?

A4 病院全体で成人系の各病棟(小児科など身体疾患を有する認知症患者が入院しない病棟や精神病床は除く)に複数名、適切な研修を受けた看護師を配置する必要があります(平成29年3月31日までの間は1名の配置で複数名の配置とみなされる)。配置していない病棟があると加算はとれません。また、前述の配置が必要でない病棟は加算の対象ではないので、精神病床に研修を受けた看護師がいても加算はとれません。

Q5 認知症ケア加算における「身体的拘束」とは、どのようなものを指しているのですか？

A5 認知症ケア加算で定義されている身体的拘束とは、抑制帯など患者の身体または衣服に触れる何らかの用具を使用して、一時的に当該患者の身体を拘束し、その運動を抑制する行動の制限であり、車イスやイス、ベッドに体幹や四肢をひもなどで縛ることなどはすべて該当します。

ただし、移動時などに、安全確保のために短時間固定ベルトなどを使用している間、常に職員が介助などのため、当該患者の側に付き添っている場合に限り、身体的拘束としての点数減算は適用しなくて構いません。

離床センサーなどで、身体に触れていないタイプのものは、認知症ケア加算の身体的拘束には含まれません。しかし、患者の行動を抑制したり、患者の心理的なストレスになる場合もあるため、本人や家族の了解が必要です。離床センサーでクリップタイプのものは、衣服に装着するので、認知症ケア加算でいう身体的拘束に含まれます。

[p.13, 97 参照]

Q6 身体的拘束が行われた日は60％しか加算がとれないとありますが、身体的拘束をしたときに必要となる書類や記録はありますか？どのような記録を残しておけばよいでしょうか？

A6 身体的拘束をしたときは、必ず看護記録に、身体的拘束の理由、方法、時間などを記録します。特に、身体的拘束が必要と判断される理由（①切迫性、②非代替性、③一時性）についての記述が必要です。

[p.99, 100, 102 参照]

Q7 精神科や認知症に対する専門医が自施設にはいません。認知症ケア加算の取得に対してまだ具体的な活動はしていないのですが、専門医がいなければ難しいでしょうか？

A7 認知症ケア加算の算定にあたっては、認知症患者の診療について十分な経験を有する専任の常勤医師が必要です。具体的には、精神科の経験を5年以上有する、または神経内科の経験を5年以上有する、あるいは認知症治療にかかわる適切な研修を修了した医師であること、と規定されています。

なお、ここでいう「適切な研修」とは、「国、都道府県又は医療関係団体等が主催する研修であり、認知症診断について適切な知識・技術等を修得することを目的とした研修で、2日間、7時間以上の研修期間で、修了証が交付されるもの」となっています。

[p.10 参照]

Q8 抗精神病薬の投与は身体的拘束になりますか？
また、抗精神病薬の投与の際には同意書を作成すべきでしょうか？

A8 抗精神病薬の投与は、広義の意味での薬物による身体的拘束ですが、認知症ケア加算の身体的拘束には該当しません。
現在、認知症の行動・心理症状（いわゆるBPSD）に対して向精神薬が処方されている場合が多くみられますが、根本的な治療ではなく、また副作用から生命予後にも影響を与えるといわれています。行動・心理症状の出現時には、出現時間、誘因、環境要因などの特徴から、改善のためのケアには非薬物的介入が推奨されています。向精神薬を用いるときには、家族から同意を得る必要があります。
日本老年精神医学会が行った平成27年度厚生労働科学研究費補助金厚生労働科学特別研究事業による「認知症に対するかかりつけ医の向精神薬使用の適正化に関する調査研究」の成果として、厚生労働省のホームページに「かかりつけ医のためのBPSDに対応する向精神薬使用ガイドライン（第2版）」（p.135参照）が掲載されているので、参考にしてください。

Q9 患者の意識状態に日差があり、Japan Coma Scale（JCS）30以上・Glasgow Coma Scale（GCS）8以下の状態のときもありますが、それよりも改善しているときもあります。
この場合は、認知症ケア加算の対象となりますか？

A9 せん妄状態のときは意識変容が激しいと考えられます。2016年12月時点では、厚生労働省の疑義解釈資料や全国保険医団体連合会（保団連）の『保険診療の手引』にも、意識レベルの日差について詳細は記載されていません。意識レベルが不安定であるならば、認知症ケア加算の対象とはしないほうがよいと考えます。

Q10 認知症ケアチームのラウンドにチームメンバー全員揃うことができないのですが、最低何人、どの職種のメンバーがいればよいですか？

A10 全員揃っていることが望ましいですが、少なくともチームの看護師を含めて、2名以上でラウンドすることが必要です。

Q11 認知症と診断されていない患者ですが、
認知症の中核症状がみられ、認知症ケアチームが介入しました。
医療費明細書に認知症ケア加算の内容が明記されますが、
本人にはどのように伝えたらよいでしょうか？

A11 現在出現している認知症の症状を患者と家族に伝えて、認知症ケアチームが介入していることを理解していただくようにしましょう。

column

認知症ケア加算のメリット

　2016年4月から認知症ケア加算の算定が開始となり、関係者はシステムづくりやチームでの対人関係、ラウンド・カンファレンスの手段・調整など、様々な課題に悩んでいることだと思います。ケアの評価指標としては、身体的拘束数、抗精神病薬の使用数、せん妄発症数、入院日数などが考えられますが、「患者やその家族にとって本当にメリットはあるのだろうか？」と疑問を抱く方もいるのではないでしょうか。

　しかしながら、チームで病棟に介入することで、認知症患者を多角的にアセスメントすることができ、今まで気づかなかった視点でケアを実施することができます。その結果、当院では、身体的拘束に関しては算定の開始前と比べて30％以上廃止することできました。また、点滴が継続されることが予想されたケースに対して、嚥下機能の再評価を行い、介護施設に退院できる結果を得ました。

　ほかにも、人生の最期となる退院を見据えた入院生活を送る患者に対して、抗精神病薬の使用を減少しながら、理学療法士、作業療法士、臨床心理士、看護師が回想法や農作・革細工制作などにかかわり、患者の不安や混乱予防に努めています。これらの成功体験が、本来のケアの目的を再確認することを促し、病棟における対応力とケアの質の向上につながっています。

　「Aさんはできないことへの不安の発言がある。できることを実感してもらえるように、病棟で役割を提供できるとよい。どのような役割がよいか、Aさんと相談してみたい」「Bさんのやる気がなかなか出てこないが、オムツは嫌がっている。レビー小体型認知症でパーキンソニズムがあるから、このままではADLが落ちてしまう。『オムツが嫌』というその気持ちを大切にして、トイレ動作をリハビリの時間にしていきたい」など、スタッフからは患者本人を主体としたケアを提供しようとする言葉が多く聞かれるようになりました。また、ラウンド・カンファレンスを多職種で行うことで、意見交換の場が確実に設けられ、職種ごとの患者とのかかわりを情報共有することができ、看護師が患者のもてる力を把握することにつながりました。

　本来はできていて当たり前のケアなのかもしれません。当たり前のことに対して加算がつくことに違和感をおぼえるかもしれません。しかし、現状は、多忙な業務の中で、多職種で話し合う時間も限定され、各職種が単一なケアを提供して、患者に不自由な入院生活を強いていることもあります。今回の診療報酬改定の認知症ケア加算の要件に課題は感じますが、この機会をケアの原点に戻るチャンスととらえ、今一度自施設のケアを把握して、認知症ケアを考え、学ぶ時間をつくって、施設の質の向上に生かすチャンスなのかもしれません。

（平田幸代）

Part 2

チームで取り組む認知症ケア

Part 2

1 認知症ケアチームとは

急性期病院には、身体疾患を合併した認知症の人が入院してきます。これらの人は、認知症であるがゆえに、身体の変化や入院という慣れない環境で生じる困ったことを自ら伝えることができず、せん妄や行動・心理症状（いわゆるBPSD）を発生するリスクが高い状況にあります。そのような患者の生命と安全を守るため、急性期病院ではやむを得ず身体的拘束や向精神薬の使用に至るケースがあります。

認知症ケアチームは、認知症の人の入院初期から、環境調整やコミュニケーションの方法について病棟看護師と検討し、身体的拘束や向精神薬の使用をできるだけ少なくして、安心できる環境（ケア環境を含む）で適切な治療を受けられるようにサポートするチームです。[*1]

*1 認知症ケアチームについてはp.9-11も参照。

認知症ケアチームの目的と役割、主な活動内容

認知症ケアチームの目的と役割

認知症ケアチームの目的は、病棟看護師と連携して、在院日数が最短（短縮）になるように取り組むこと、また、できるだけ早期にもといた場所（その人らしくいられる場所）に認知症の人を戻すことです。そのために両者が協働してケア内容を検討し、工夫していくことが重要です。

認知症ケアチームに求められる役割を**表2-1-1**に示します。

表2-1-1 認知症ケアチームの役割

❶身体疾患を合併して入院した認知症の人への病棟における対応力とケアの質を向上させること
❷せん妄や行動・心理症状の予防および初期介入を適切に行い、認知症の人のQOLの低下を防ぐとともに、本人・家族の心理的・身体的苦痛を軽減すること
❸多職種の視点で認知症の人の状態を把握・評価し、認知症症状の悪化を防ぐこと、および身体疾患の治療が円滑に受けられるようにすること

認知症ケアチームの主な活動内容

　認知症の人が入院してきたら、病棟看護師は認知症ケアチームと連携して看護計画を立案します。そして、認知症看護認定看護師や老人看護専門看護師、精神看護専門看護師等が中心となって、患者にかかわる職種と定期的にカンファレンスを実施し、看護計画の評価・修正を行っていきます。

1．病棟看護師が行うこと

❶看護計画を立案する。[*2]
- 患者の入院前の生活状況を情報収集し、その情報を踏まえてアセスメントを行い、環境調整やコミュニケーションの方法についての計画を作成する。
- すでにせん妄や行動・心理症状が出現している場合は、その要因をアセスメントして、症状緩和のための計画を追加する。

❷計画に基づいてケアを実施し、定期的に評価・修正を行う。

❸退院後に必要な支援について、早期から患者家族、退院調整部門等と検討する。

2．認知症ケアチームが行うこと

❶患者の看護計画について確認する。
- 立案された看護計画が、患者が必要とするケア内容になっているか確認し、必要があればケアの修正や病棟看護師への助言を行う。

❷週1回カンファレンスを実施する。
- 病棟看護師からの依頼や、多職種による介入が急務とされる事例に対して事例検討を行い、問題点の抽出、目標の明確化を図る。
- カンファレンスには、当該部署の看護師や、できる限り主治医も参加する。
- カンファレンスの内容は、必ず病棟看護師へフィードバックをする。

❸週1回以上、各病棟へのチームラウンドを実施する。
- 患者を直接観察し、患者の状態とケアの実施状況を把握する。
- 病棟看護師から患者の状態やケアについて情報収集し、必要時は病棟看護師、患者、家族に助言を行う。

❹適切な薬物療法の実施と、身体的拘束の解除に向けた取り組みへの助言を行う。

❺主治医や病棟看護師からの相談に速やかに応じ、必要なアセスメントを実施したり、助言を行う（加算算定対象外の患者も含む）。

❻手順書（マニュアル）を保険医療機関内に配布し、活用する。
- 手順書には「身体的拘束の実施基準」「鎮静を目的とした薬物の適正使用」などの内容を盛り込む。
- 認知症ケアの実施状況を踏まえ、定期的に見直しを行う。

❼認知症の患者にかかわる職員を対象として、認知症ケアに関する研修を定期的に実施する。

＊2　看護計画についてはPart 3-3および3-4を参照。

表 2-1-2　認知症ケアチームの各メンバーの果たす主な役割

職　種	役　割
専任の常勤医師［必須］	認知機能を含めた症状・状態を把握し、薬物調整や療養上の指導を行う
専任の常勤看護師［必須］	患者の状態を把握し、病棟看護師と連携して、状態に合わせた看護ケアや日常生活ケアが実践できるようにする。また、認知症ケアチームのカンファレンスの調整や多職種との連携をチームの中心となって行う
常勤社会福祉士または常勤精神保健福祉士［必須］	退院後も安心して生活が送れるよう、病棟担当の社会福祉士と連携して退院調整を行う
病棟リンクナース	患者のアセスメント・ケアの立案・修正を行い、病棟全体で統一した支援が行えるようリーダーシップを発揮し、自らも実践する
薬剤師	患者の状態に影響を及ぼす薬物や使用薬物に関する管理を、病棟担当薬剤師と連携して行う
入退院支援看護師	患者の入院前の生活情報を入手し、介護家族の介護能力を評価して、チームで入院中から退院後の支援方法を検討する
作業療法士	患者の入院前の日常生活動作に関する情報を入手し、入院時の認知機能を評価して、入院中のコミュニケーションの方法や療養環境について検討する
理学療法士	患者の入院前の日常生活動作に関する情報を入手し、運動・感覚機能について評価して、入院中の日常生活支援について検討する
言語聴覚士	患者の嚥下状況を確認し、入院中の誤嚥性肺炎の予防に努める
臨床心理士	認知機能の評価や精神症状に起因する行動がみられるときにカウンセリングを行う
管理栄養士	患者の栄養状態をアセスメントし、入院中や退院後の栄養管理の指導を行う

認知症ケアチームの構成メンバーとそれぞれの役割

　認知症ケアチームの構成メンバーは、専任の常勤医師、専任の常勤看護師、常勤社会福祉士または常勤精神保健福祉士が必須となっています。患者の状態に応じて、理学療法士、作業療法士、言語聴覚士、薬剤師、管理栄養士、入退院支援看護師も参加します。

　各施設でのメンバー構成は様々ですが、リハビリスタッフをチームに配置することで入院中の環境調整や自立支援がスムーズに行え、入退院支援看護師を配置することで退院後の療養環境の調整や地域の施設との具体的な情報交換が可能となり、継続ケアにつながります。

　施設によっては、リンクナースを育成しているところも多くあります。認知症の人は、入院直後から個々に合わせたケア介入の実施が必要であり、病棟での認知症ケアの中心的役割を果たすのがリンクナースとなります。

　認知症ケアチーム立ち上げの際には、病院が目指すビジョンを再確認し、その地域で自施設の果たす役割・機能や動向も考慮して、メンバー構成を検討する必要があります。入院してくる認知症の人をどのようにサポートしていけばよいのか、サポート体制も含めてメンバーを選出します。必須メンバーと、それ以外のメンバーの役割を表 2-1-2 に示します。

　そして、チームが立ち上がったら、病院組織図の中にチームを明確に位置づけることが必要です。

（鈴木智子）

Part 2

② 認知症ケアチームの活動の実際

認知症ケア加算の対象となる患者の抽出

　認知症が疑われる患者が入院してきたら、主治医または病棟看護師が「認知症高齢者の日常生活自立度判定基準」(p.9 表1-2-4 参照)を用いて、入院時の日常生活状態について評価を行います。

　評価の結果、ランクⅢ以上の場合は認知症ケア加算の対象患者となるため、看護計画を立案して、認知症ケアチームが介入することになります。ただし、入院時に重度の意識障害がある、Japan Coma Scale（JCS；表2-2-1）でⅡ-3（または30）以上または Glasgow Coma Scale（GCS；表2-2-2）で8点以下の状態にある患者は対象外となります。

　認知症ケア加算対象患者の抽出の流れを図2-2-1 に示します。

　三次救急を担っている病院には、幅広い年齢層の患者が1日に多数入院してきます。そのため、65歳以上の患者が入院した際には「認知症高齢者の日常生活自立度判定基準」を用いて判定を行うことになっているなど、患者抽出の適正さやスタッフへの業務負担を考慮して運用マニュアルを作成している施設が多いです。運用マニュアルの導入にあたっては、すでに導入している施設を見学したり、自施設の入院までの業務や電子カルテの特徴などを考えて、認知症ケアチームメンバー以外に病棟看護師や医事課、システム管理職員なども加えてマニュアルの運用方法を検討すると、スムーズに進みます。

チームラウンドの流れとカンファレンスの実施

　認知症ケアチームは週1回以上各病棟を巡回し、認知症ケアの実施状況を把握します。必要な場合は、病棟看護師や患者・家族に助言を行い、ケアの修正を行います。

　その中で、困難事例でチームによる介入が必要な場合は、介入目的を明らかにして、カンファレンスを実施します。

　カンファレンス前の事前準備として、患者の入院前の日常生活動作の状況、家族状況、社会資源の有無、入院前の認知機能に関する情報、認知症の診断の

表 2-2-1　Japan Coma Scale（JCS）

Ⅲ．刺激をしても覚醒しない状態（3桁の点数で表現）
- 300．痛み刺激にまったく反応しない
- 200．痛み刺激で少し手足を動かしたり顔をしかめる
- 100．痛み刺激に対し、払いのけるような動作をする

Ⅱ．刺激すると覚醒する状態（2桁の点数で表現）
- 30．痛み刺激を加えつつ呼びかけを繰り返すと辛うじて開眼する
- 20．大きな声または体を揺さぶることにより開眼する
- 10．普通の呼びかけで容易に開眼する

Ⅰ．刺激しないでも覚醒している状態（1桁の点数で表現）
- 3．自分の名前、生年月日が言えない
- 2．見当識障害がある
- 1．意識清明とはいえない

注　R：Restlessness（不穏）、I：Incontinence（失禁）、A：Apallic stateまたはAkinetic mutism（自発性の欠如）

表 2-2-2　Glasgow Coma Scale（GCS）

開眼（E）	自発的に開眼	E4
	呼びかけにより開眼	3
	痛み刺激により開眼	2
	なし	1
最良言語反応（V）	見当識あり	V5
	混乱した会話	4
	不適当な発語	3
	理解不明の音声	2
	なし	1
最良運動反応（M）	命令に応じて可	M6
	疼痛部へ	5
	逃避反応として	4
	異常な屈曲運動	3
	伸展反応（除脳姿勢）	2
	なし	1

正常ではE、V、Mの合計が15点、深昏睡では3点となる

有無などを確認しておきます。情報収集の際は、病棟看護師と連携し、家族から情報を収集します。

　カンファレンスでの中心的役割を担う認知症看護認定看護師や老人看護専門看護師、精神看護専門看護師等は、事前に患者に面会しておくと、限られた時間内で有効なカンファレンスを行うことができます。カンファレンスには病棟看護師も参加し、検討の内容に応じて主治医にも参加を依頼します。

　せん妄や行動・心理症状が出現している場合や、日常生活動作や認知機能を評価する際には、各種スケール[*1]を用いるとアセスメントがしやすくなります。代表的なスケールを表2-2-3に示します。スケールによるアセスメントを病棟看護師も一緒に行うことで、問題点を把握したり、アセスメントの視点を養っていくことにつながっていきます。

*1　主なスケールについてはp.43-52を参照。

記録について

　認知症の人が入院してきたら、入院前の生活状況や入院時に出現している行動・心理症状を観察し、アセスメントして、初期計画を立案します。その際、現在利用している社会資源や退院後の療養先、退院後に必要な支援についても検討し、記録に残します。

　毎日の記録はSOAP[*2]で記載し、状態の変化やチーム介入の依頼が必要になったときは、経時記録として残します。記録に関しては、病院内の記録委員と連携して、院内の「記録の記載基準」を認知症ケア加算に見合った内容に変更していくことも必要となります。

　認知症ケアチームが介入したときは、カンファレンスの内容や病棟看護師への助言内容を、誰がみてもわかるように記録します。また、チームが介入してラウンドした場合は、「ラウンド診療録」を作成している施設もあります。ラ

*2　S（Subject）：主観的情報。患者の訴えていること。
O（Object）：客観的情報。所見や診察・検査から得られたS以外の情報。
A（Assessment）：アセスメント。SとOの情報に対し、看護師が考えたこと。
P（Plan）：看護計画。Aに対し看護師が必要だと思ったケアや処置、行動等。

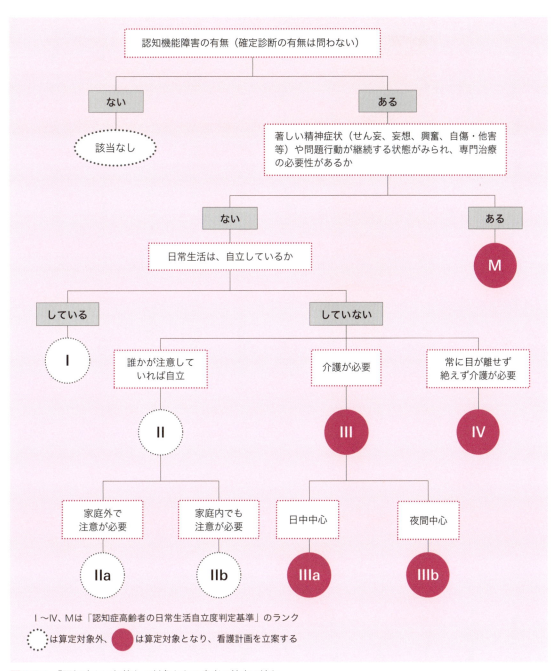

図 2-2-1 「認知症ケア加算」の対象となる患者の抽出の流れ

ウンド診療録については、そのままスケールも反映できるようにしておくと、患者の状態がわかりやすくなります。ラウンド診療録の一例を図 2-2-2 に示します。

身体的拘束の際の記録に関しては、Part 3-6 を参照してください。

❷認知症ケアチームの活動の実際　39

表 2-2-3　ラウンドの際に活用できる代表的なスケール

日常生活動作に関するスケール	● I-ADL（Instrumental Activities of Daily Living）：手段的日常生活動作能力評価尺度 ● N-ADL（New Clinical Scale for Rating of Activities of Daily Living of the Elderly）：N 式老年者用日常生活動作能力評価尺度 ● BI（Barthel Index）：バーセルインデックス
認知機能に関するスケール	● HDS-R（Hasegawa Dementia Scale, Revised）：改訂長谷川式簡易知能評価スケール ● MMSE（Mini-Mental State Examination）：ミニメンタルステート検査 ● FAST（Functional Assessment Staging Test）：アルツハイマー型認知症の重症度評価
せん妄評価に関するスケール	● J-NCS（The Japanese version of the NEECHAM Confusion Scale）：日本語版ニーチャム混乱・錯乱状態スケール ● DST（Delirium Screening Tool）：せん妄スクリーニング・ツール
行動・心理症状に関する評価スケール	● BEHAVE-AD（Behavioral Pathologic Rating Scale for Alzheimer's Disease）：アルツハイマー型認知症行動尺度

（日本看護協会 編：認知症ケアガイドブック，p.304-317，照林社，2016 を参考に作成）

ID：	氏名：	生年月日：

患者情報：病名・日常生活自立度・介護度・社会資源の利用状況・現在の治療

検討内容：

行動・心理症状	□有 　□暴言　□暴力　□拒絶　□徘徊　□常同行動 　□異食　□過食　□拒食　□妄想　□幻視　□幻聴　□誤認 　□不安　□興奮　□アパシー　□不眠 □無

身体的拘束の有無：	薬物療法の有無：
認知機能：HDS-R　　　／30点	MMSE　　　／30点
ADL：N-ADL　　　点	I-ADL　　　点
せん妄：J-NCS　　　点	

看護の方向性：	計画修正：有・無	精神科依頼：必要・不要

ラウンドメンバー：

主治医：　　　　　　　病棟担当看護師：

図 2-2-2　ラウンド診療録の例

スタッフへの教育・研修

　認知症ケアチームは、認知症の患者にかかわる職員を対象として、認知症の患者のケアに関する研修を年1〜2回開催します。研修内容は、認知症の患者のアセスメントや支援方法とされています。しかし、認知症ケアを行うためには、まず対象者を理解することが必要です。

　そのため、はじめに認知症の病因・病態や老年期の変化、認知症の高齢者の精神・身体・社会的特徴について学び、認知症ケアに関する基礎知識を養う必要があります。その後、認知症のステージ別ケアやコミュニケーション方法、療養環境調整や睡眠を含めた生活リズム調整、行動・心理症状やせん妄時のケア、スケールの活用方法など、具体的なケアについて学んでいきます。さらに、

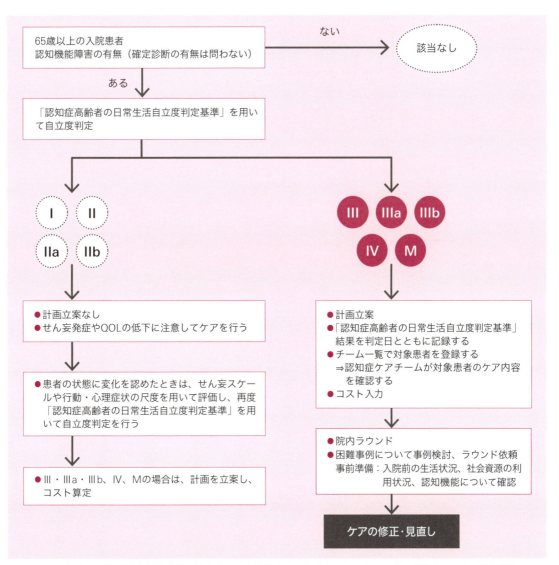

図 2-2-3　認知症ケア加算算定対象患者の抽出から、加算算定、認知症ケアチームへの介入依頼までの全体的な流れ

事例検討会を行うことで、アセスメント能力と実践能力を養っていきます。
　病棟のリンクナースレベルには、3段階程度のステップアップ形式で教育を行っていきます。施設によっては、リンクナースの育成として院内認定制度を設け、人材育成を行っているところもあります。また、認知症サポーター養成講座を院内で開催し、事務職員や看護補助職員が院内サポーターとして活躍している施設もあります。
　院内研修会を開催した場合は、出席者名簿を保管し、院外の研修参加者についても把握しておきます。

認知症ケア加算算定の流れ

　認知症ケア加算算定のため、実際に「認知症高齢者の日常生活自立度判定基準」を用いて判定し、算定の対象患者に対してケアの方法を検討していくのは、病棟の看護師になります。そのため、手順がわかりやすいように、フローチャートを作成している施設がほとんどです。
　三次救急・500床の総合病院で実際に行っている、認知症ケア加算算定対象患者の抽出から、加算算定、認知症ケアチームへの介入依頼までの全体的な流れを図2-2-3に示します。

参考文献(Part 2)
1) 厚生労働省：平成28年度診療報酬改定について．
　 http://www.mhlw.go.jp/stf/seisakunitsuite/bunya/0000106421.html
2) 厚生労働省：診療報酬の算定方法の一部改正に伴う実施上の留意事項について(通知)，別添1，平成28年3月4日 保医発0304第3号，2016．
3) 厚生労働省：基本診療料の施設基準等及びその届出に関する手続きの取扱いについて(通知)，平成28年3月4日保医発0304第1号，2016．
4) 鈴木みずえ 編：急性期病院でのステップアップ認知症看護，p.185-190，日本看護協会出版会，2016．
5) 日本看護協会 編：認知症ケアガイドブック，p.301-302，照林社，2016．
6) 亀井智子 編：日常ケアにつながるTOPIC特集！ 病棟ナースが行う認知症ケア，Expert Nurse，32（8）：8-49，2016．

（鈴木智子）

認知症者に使用できる主なスケール

認知機能検査

改訂長谷川式簡易知能評価スケール（Hasegawa Dementia Scale, Revised；HDS-R）[図1]

わが国で最も活用されている認知機能のスクリーニング検査である。最高点30点、最低点0点で、20点以下は認知症の疑いがあると判断される。

認知症高齢者は認知機能が低下していることを敏感に察知している。HDS-Rは認知機能の検査であり、治療やケアに生かすために検査をさせていただくことの承諾を本人から得る必要がある。検査後、できなかった項目に対して非常に心配する高齢者もいるため、フォローを忘れずに、時間をかけて訴えをじっくり聞きながら、どのような生活上での困難があるのかを合わせて把握すると、さらに看護援助に役立つ情報が得られることになる。

MMSE（Mini-Mental State Examination；ミニメンタルステート検査）[図2]

世界で最も有名な認知機能検査といわれている。認知症の疑いがある人に対して、口頭による11項目の質問形式で行われる。記憶力、計算力、言語力、見当識を簡便に測定できる。30点満点で、27〜30点＝「正常」、22〜26点＝「軽度認知障害の疑いあり」、21点以下＝「認知症などの認知障害がある可能性が高い」の3段階で評価を行う。

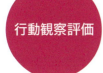

行動観察評価

FAST（Functional Assessment Staging Test）[表1]

国際的に活用されているアルツハイマー型認知症高齢者に対する観察式の重症度評価法である。生活行動を総合的に判断して、1＝「認知機能の障害なし（正常）」、2＝「非常に軽度（年齢相応）」、3＝「軽度（境界状態）」、4＝「中等度」、5＝「やや高度」、6＝「高度」、7＝「非常に高度」の7段階で評価を行う。従来の評価法では検出できにくかった境界域なども評価可能である。

N式老年者用日常生活動作能力（N-ADL）評価尺度[表2]

老年者や認知症者の日常生活動作能力を、①歩行・起座、②生活圏、③着脱衣・入浴、④摂食、⑤排泄の5項目で、それぞれを7段階（10点＝「正常」、9点＝「境界」、7点＝「軽度」、5点・3点＝「中等度」、1点・0点＝「重度」）で評価する。日常生活の実際の機能を評価することができる。

改訂長谷川式簡易知能評価スケール（HDS-R）

（検査日： 年 月 日）				（検査者： ）
氏名：		生年月日： 年 月 日		年齢： 歳
性別： 男／女	教育年数（年数で記入）： 年		検査場所	
DIAG：		（備考）		

1	お歳はいくつですか？（2年までの誤差は正解）		0 1
2	今日は何年の何月何日ですか？何曜日ですか？ （年月日、曜日が正解でそれぞれ1点ずつ）	年 月 日 曜日	0 1 0 1 0 1 0 1
3	私たちがいまいるところはどこですか？ （自発的にでれば2点、5秒おいて家ですか？病院ですか？施設ですか？のなかから正しい選択をすれば1点）		0 1 2
4	これから言う3つの言葉を言ってみてください。あとでまた聞きますのでよく覚えておいてください。 （以下の系列のいずれか1つで、採用した系列に○印をつけておく） 1：a）桜 b）猫 c）電車 2：a）梅 b）犬 c）自動車		0 1 0 1 0 1
5	100から7を順番に引いてください。（100-7は？ それからまた7を引くと？ と質問する。最初の答えが不正解の場合、打ち切る）	（93） （86）	0 1 0 1
6	私がこれから言う数字を逆から言ってください。（6-8-2、3-5-2-9を逆に言ってもらう。3桁逆唱に失敗したら打ち切る）	2-8-6 9-2-5-3	0 1 0 1
7	先ほど覚えてもらった言葉をもう一度言ってみてください。 （自発的に回答があれば各2点、もし回答がない場合以下のヒントを与え正解であれば1点） a）植物 b）動物 c）乗り物	a：0 1 2 b：0 1 2 c：0 1 2	
8	これから5つの品物を見せます。それを隠しますのでなにがあったか言ってください。 （時計、鍵、タバコ、ペン、硬貨など必ず相互に無関係なもの）		0 1 2 3 4 5
9	知っている野菜の名前をできるだけ多く言ってください。 （答えた野菜の名前を右欄に記入する。途中で詰まり、約10秒間待っても答えない場合にはそこで打ち切る） 0～5=0点、6=1点、7=2点、8=3点、9=4点、10=5点		0 1 2 3 4 5
		合計得点：	

図1 改訂長谷川式簡易知能評価スケール（HDS-R）

（加藤伸司ほか：改訂長谷川式簡易知能評価スケール（HDS-R）の作成，老年精神医学雑誌，2：1339, 1991）

Mini-Mental State Examination (MMSE)

検査日：200　年　月　日　曜日　　施設名：

被検者：　　　　　　　　　　　男・女　生年月日：明・大・昭　年　月　日　　歳

検査者：

プロフィールは事前または事後に記入します。

得点　30点満点

	質問と注意点	回答	得点
1（5点）時間の見当識	「今日は何日ですか」　*最初の質問で、被検者の所在に相当の項目が含まれていてもよい。その場合、該当する明日の質問は除く。	日	0　1
	「今年は何年ですか」	年	0　1
	「今の季節は何ですか」		0　1
	「今日は何曜日ですか」	曜日	0　1
	「今日は何月ですか」	月	0　1
2（5点）場所の見当識	「ここは都道府県でいうと何ですか」		0　1
	「ここは何市（*町・村・区など）ですか」		0　1
	「ここはどこですか」　*他の地名の場合、この施設の名前は何ですか、と質問かえる。正答は建物名のみ。		0　1
	「ここは何階ですか」	階	0　1
	「ここは何地方ですか」		0　1
3（3点）即時想起	「今から私がいう言葉をくり返し言ってください。さくら、ねこ、電車。はい、どうぞ」 *テスターは3つの言葉を1秒に1つずつ言う。その後、被検者にくり返させ、この時点でいくつ答えたかで得点を与える。正答1つにつき1点、合計3点満点。*このあと、質問5で再び発言させるので3つ全部答えられなかった被検者については、全部答えるようになるまで繰り返す（ただし6回まで）。		0　1 2　3
4（5点）計算	「100から順番に7をくり返し引いていってください」*くり返し方を知らせたり、正答1つにつき1点、合計5点満点。正答例：93　86　79　72　65。答えが止まってしまった場合は「それから」と促す。		0　1　2 3　4　5
5（3点）遅延再生	「さっき私が言った3つの言葉は何でしたか？」質問3で提示した言葉を再度答えさせる。		0　1　2　3
6（2点）物品呼称	時計（又は腕時計）、鉛筆を見せながら「これは何ですか？」正答1つにつき1点、合計2点満点。		0　1　2
7（1点）文の復唱	「今から私がいう文をくり返し言ってください。『みんなで力をあわせて綱を引きます』」口頭のくり返し。はっきり大きく、1回で正確に答えられた場合1点を与える。紙を見たり途中で詰まって言い直す状態では点を始めない。		0　1
8（3点）口頭指示	「今から私がいう通りにしてください。右手にこの紙を持ってください、それを半分に折りたたんでください、そして私に下さい」各段階毎に正しく作業した場合につき1点、合計3点満点。		0　1　2　3
9（1点）書字指示	「この文を読んで、この通りにしてください」*被検者が音読しても黙読してもかまわない、実際に目を閉じれば1点を与える。	裏面に質問有	0　1
10（1点）自発書字	「この部分に何か文章を書いてください、どんな文章でもかまいません」*テスターが例定を与えてはならない、意味のある文章ならば正答とする。*名詞のみは誤答。動詞を与えることを示す四字熟語は正答。	裏面に質問有	0　1
11（1点）図形模写	「この図形を正確にそのまま書き写してください」*模写は角が10個あり、2つの五角形が交叉していることが正答の条件、手前のふるえなどはかまわない。	裏面に質問有	0　1

Mini-Mental State Examination（MMSE）

9．「この文を読んで、この通りにしてください」

「目を閉じてください」

10．「この部分に何か文章を書いてください。どんな文章でもかまいません」

11．「この図形を正確にそのまま書き写してください」

図2 MMSE（ミニメンタルステート検査）

(Folstein, M.F. et al. : "Mini-mental state". A practical method for grading the cognitive state of patients for the clinician, J Psychiatr Res, 12(3) : 189, 1975)

表1 FAST（Functional Assessment Staging Test）

FAST stage	臨床診断	FASTにおける特徴	臨床的特徴
1. 認知機能の障害なし	正常	主観的および客観的機能低下は認められない	5〜10年前と比較して職業あるいは社会生活上、主観的および客観的にも変化はまったく認められず支障を来すこともない
2. 非常に軽度の認知機能の低下	年齢相応	物の置き忘れを訴える 喚語困難	名前や物の場所、約束を忘れたりすることがあるが年齢相応の変化であり、親しい友人や同僚にも通常は気がつかれない。複雑な仕事を遂行したり、込み入った社会生活に適応していくうえで支障はない。多くの場合、正常な老化以外の状態は認められない
3. 軽度の認知機能低下	境界状態	熟練を要する仕事の場面では機能低下が同僚によって認められる 新しい場所に旅行することは困難	重要な約束を忘れてしまうことがある。初めての土地への旅行のような複雑な作業を遂行する場合には機能低下が明らかになる。買い物や家計の管理あるいはよく知っている場所への旅行など日常行っている作業をするうえでは支障はない。熟練を要する職業や社会的活動から退職してしまうこともあるが、その後の日常生活の中では障害は明らかとはならず、臨床的には軽微である
4. 中等度の認知機能低下	軽度のアルツハイマー型認知症	夕食に客を招く段取りをつけたり、家計を管理したり、買い物をしたりする程度の仕事でも支障を来す	買い物で必要なものを必要な量だけ買うことができない。誰かがついていないと買い物の勘定を正しく払うことができない。自分で洋服を選んで着たり、入浴したり、行き慣れている所へ行ったりすることには支障はないために日常生活では介助を要しないが、社会生活では支障を来すことがある。単身でアパート生活している老人の場合、家賃の額で大家とトラブルを起こすようなことがある
5. やや高度の認知機能低下	中等度のアルツハイマー型認知症	介助なしでは適切な洋服を選んで着ることができない 入浴させるときにも何とかなだめすかして説得することが必要なこともある	家庭での日常生活でも自立できない。買い物を1人ですることはできない。季節にあった洋服を選べず、明らかに釣り合いがとれていない組合せで服を着たりするためにきちんと服をそろえるなどの介助が必要となる。毎日の入浴を忘れることもある。なだめすかして入浴させなければならない。自分で体をきちんと洗うことができないし、お湯の調節もできる。自動車を適切かつ安全に運転できなくなり、不適切にスピードを上げたり下げたり、また信号を無視したりする。無事故だった人が初めて事故を起こすこともある。大声をあげたりするような感情障害や多動、睡眠障害によって家庭で不適応を起こし医師による治療的かかわりがしばしば必要になる
6. 高度の認知機能低下	やや高度のアルツハイマー型認知症	(a) 不適切な着衣	寝巻の上に普段着を重ねて着てしまう。靴ひもが結べなかったり、ボタンを掛けられなかったり、ネクタイをきちんと結べなかったり、左右間違えずに靴を履けなかったりする。着衣も介助が必要になる
		(b) 入浴に介助を要する 入浴を嫌がる	お湯の温度や量を調節できなくなり、体もうまく洗えなくなる。浴槽への出入りもできにくくなり、風呂から出た後もきちんと体を拭くことができない。このような障害に先行して風呂に入りたがらない、嫌がるという行動がみられることもある
		(c) トイレの水を流せなくなる	用を済ませた後、水を流すのを忘れたり、きちんと拭くのを忘れる。あるいは済ませた後、服をきちんと直せなかったりする
		(d) 尿失禁	時に (c) の段階と同時に起こるが、これらの段階の間には数か月間の間隔があることが多い。この時期に起こる尿失禁は尿路感染やほかの生殖器泌尿器系の障害がなく起こる。この時期の尿失禁は適切な排泄行動を行ううえでの認知機能の低下によって起こる
		(e) 便失禁	この時期の障害は (c) や (d) の段階でみられることもあるが、通常は一時的にしろ別々にみられることが多い。焦燥や明らかな精神病様症状のために医療施設に受診することも多い。攻撃的行為や失禁のために施設入所が考慮されることが多い
7. 非常に高度の認知機能低下	高度のアルツハイマー型認知症	(a) 最大限約6語に限定された言語機能の低下	語彙と言語能力の貧困化はアルツハイマー型認知症の特徴であるが、発語量の減少と話し言葉のとぎれがしばしば認められる。さらに進行すると完全な文章を話す能力は次第に失われる。失禁がみられるようになると、話し言葉はいくつかの単語あるいは短い文節に限られ、語彙は2、3の単語のみに限られてしまう
		(b) 理解しうる語彙はただ1つの単語となる	最後に残される単語には個人差があり、ある患者では"はい"という言葉が肯定と否定の両方の意志を示すときもあり、逆に"いいえ"という返事が両方の意味をもつこともある。病期が進行するに従ってこのようなただ1つの言葉も失われてしまう。一見、言葉が完全に失われてしまったと思われてから数か月後に突然最後に残されていた単語を一時的に発語することがあるが、理解しうる話し言葉が失われた後は叫び声や意味不明のぶつぶつ言う声のみとなる

FAST stage	臨床診断	FASTにおける特徴	臨床的特徴
7. つづき		(c) 歩行能力の喪失	歩行障害が出現する。ゆっくりとした小刻みの歩行となり階段の上り下りに介助を要するようになる。歩行できなくなる時期は個人差はあるが、次第に歩行がゆっくりとなる、歩幅が小さくなっていく場合もあり、歩くときに前方あるいは後方や側方に傾いたりする。寝たきりとなって数か月すると拘縮が出現する
		(d) 着座能力の喪失	寝たきり状態であってもはじめのうち介助なしで椅子に座っていることは可能である。しかし、次第に介助なしで椅子に座っていることもできなくなる。この時期ではまだ笑ったり、噛んだり、握ることはできる
		(e) 笑う能力の喪失	この時期では刺激に対して眼球をゆっくり動かすことは可能である。多くの患者では把握反射は嚥下運動とともに保たれる
		(f) 昏迷および昏睡	アルツハイマー型認知症の末期ともいえるこの時期は本疾患に付随する代謝機能の低下と関連する

(Reisberg, B. et al.: Functional staging of dementia of the Alzheimer type, Ann NY Acad Sci, 435: 481, 1984)
(本間 昭, 臼井樹子:Functional Assessment Staging (FAST), 日本臨牀, 61(増刊号9):126-127, 2003 より改変)

表2 N式老年者用日常生活動作能力 (N-ADL) 評価尺度

	0点	1点	3点	5点	7点	9点	10点
歩行・起座	寝たきり（坐位不能）	寝たきり（坐位可能）	寝たり、起きたり、手押し車等の支えがいる	つたい歩き 階段昇降不能	杖歩行 階段昇降困難	短時間の独歩可能	正常
生活圏	寝床上（寝たきり）	寝床周辺	室内	屋内	屋外	近隣	正常
着脱衣 入浴	全面介助 特殊浴槽入浴	ほぼ全面介助（指示に多少従える） 全面介助入浴	着衣困難、脱衣も部分介助を要する 入浴も部分介助を多く要する	脱衣可能、着衣は部分介助を要する 自分で部分的に洗える	遅くて、時に不正確 頭髪、足洗えない	ほぼ自立、やや遅い 体は洗えるが洗髪に介助を要する	正常
摂食	経口摂食不能	経口全面介助	介助を多く要する（途中でやめる、全部細かくきざむ必要あり）	部分介助を要する（食べにくいものをきざむ必要あり）	配膳を整えてもらうとほぼ自立	ほぼ自立	正常
排泄	常時、大小便失禁（尿意・便意が認められない）	常時、大小便失禁（尿意・便意があり、失禁後不快感を示す）	失禁することが多い（尿意・便意を伝えること可能、常時おむつ）	時々失禁する（気を配って介助すればほとんど失禁しない）	ポータブルトイレ・しびん使用 後始末不十分	トイレで可能 後始末は不十分なことがある	正常

重症度評価点　　10点：正常　　自立して日常生活が営める
　　　　　　　　9点：境界　　自立して日常生活を営むことが困難になり始めた初期状態
　　　　　　　　7点：軽度　　日常生活に軽度の介助または観察を必要とする
　　　　　　5点・3点：中等度　日常生活に部分介助を要する
　　　　　　1点・0点：重度　　全面介助を要する（0点は活動性や反応性がまったく失われた最重度の状態）

(小林敏子, 西村 健：N式老年者用精神状態尺度 (NMスケール) とN式老年者用日常生活動作能力評価尺度 (N-ADL), 日本臨牀, 61(増刊号9):190, 2003)

手段的日常生活動作能力（Instrumental Activities Daily Living Scale；I-ADL）評価尺度［表3］

人間が毎日の生活を送るための基本的動作について、食事、排泄、入浴などのADL（日常生活動作能力）の評価尺度よりさらに高次の活動性を評価するための尺度である。社会生活をしていくうえで不可欠な動作である、電話の使い方、買い物、食事の準備、家事、洗濯、移動・外出、服薬の管理、金銭の管理の8項目で構成されている。高齢者が自立した生活を送れるかどうかの判断基準となり、ADLは保たれていても、I-ADLが低下すると要支援となることが多い。

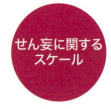

せん妄に関するスケール

日本語版ニーチャム混乱・錯乱状態スケール（The Japanese version of the NEECHAM Confusion Scale；J-NCS）［図3］

混乱・錯乱状態の初期症状や低活動型のせん妄を把握するためのスケールであり、わが国で最も使用されている。観察とバイタルサイン測定時の10分程度で評価することができる。認知・情報処理3項目（注意力、指示反応性、見当識）、行動3項目（外観、動作、話し方）、生理学的コントロール3項目（生命機能の安定性、酸素飽和度の安定性、排尿機能のコントロール）から評価する。得点は最高30点から最低0点で、点数が低いほど重度であることを示す。

せん妄スクリーニング・ツール（Delirium Screening Tool；DST）（p.94参照）

「A：意識・覚醒・環境認識のレベル」7項目、「B：認知の変化」2項目、「C：症状の変動」2項目の3系列・11項目から成る観察形式のアセスメント・ツールである。各系列の下位項目が1つでも該当すれば、A→B→Cとチェックを進め、最終系列のCで該当すると「せん妄の可能性あり」と評価される。

本ツールは、患者・家族面接や病歴聴取などから得られる全情報を用いて評価する。また、せん妄の症状は1日のうちでも変動するため、評価の際は少なくとも24時間を振り返って行う必要がある。

表3 手段的日常生活動作能力（I-ADL）評価尺度

項目	採点 男性	採点 女性
A　電話を使用する能力		
1　自分から電話をかける（電話帳を調べたり、ダイアル番号を回すなど）	1	1
2　2,3のよく知っている番号をかける	1	1
3　電話に出るが、自分からかけることはない	1	1
4　まったく電話を使用しない	0	0
B　買い物		
1　すべての買い物は自分で行う	1	1
2　少額の買い物は自分で行える	0	0
3　買い物に行くときはいつも付き添いが必要	0	0
4　まったく買い物はできない	0	0
C　食事の準備		
1　適切な食事を自分で計画し、準備し、給仕する		1
2　材料が供与されれば適切な食事を準備する		0
3　準備された食事を温めて給仕する、あるいは食事を準備するが、適切な食事内容を維持しない		0
4　食事の準備と給仕をしてもらう必要がある		0
D　家事		
1　家事を1人でこなす、あるいは時に手助けを要する（例：重労働など）		1
2　皿洗いやベッドの支度などの日常的仕事はできる		1
3　簡単な日常的仕事はできるが、妥当な清潔さの基準を保てない		1
4　すべての家事に手助けを必要とする		1
5　すべての家事にかかわらない		0
E　洗濯		
1　自分の洗濯は完全に行う		1
2　ソックス、靴下のゆすぎなど簡単な洗濯をする		1
3　すべて他人にしてもらわなければならない		0
F　移送の形式		
1　自分で公的機関を利用して、旅行したり、自家用車を運転する	1	1
2　タクシーを利用して旅行するが、その他の公的輸送機関は利用しない	1	1
3　付き添いがいたり、皆と一緒なら、公的輸送機関で旅行する	1	1
4　付き添いか皆と一緒で、タクシーか自家用車に限り、旅行する	0	0
5　まったく旅行しない	0	0
G　自分の服薬管理		
1　正しいときに正しい量の薬を飲むことに責任がもてる	1	1
2　あらかじめ薬が分けて準備されていれば飲むことができる	0	0
3　自分の薬を管理できない	0	0
H　財産取り扱い能力		
1　経済的問題を自分で管理して（予算、小切手書き、掛金支払い、銀行へ行く）、一連の収入を得て、維持する	1	1
2　日々の小銭は管理するが、預金や大金などでは手助けを必要とする	1	1
3　金銭の取り扱いができない	0	0

採点法は各項目に該当する右端の数値を合計する（男性0～5、女性0～8点）。点数が高いほど自立していることを表す。

（Lawton, M.P., Brody, E.M. : Assessment of older people : Self maintaining and instrumental activities of daily living, Gerontologist, 9(3) : 179-186, 1969）

The Japanese version of the NEECHAM confusion scale.
Copyright 1998. Watanuki, S. et al.
[Translation authorized by Virginia J. Neelon. Copyright 1985/1989]
協力 / 日本ユニ・エージェンシー

患者氏名 /ID
日付
時刻
評価者

サブスケール1 認知・情報処理	注意力（注意力・覚醒状態・反応性）	4	注意力・覚醒が完全である	名前を呼んだり体に触れたりするとすぐに適切な反応がある―例えば視線や顔を向ける。周囲の状況を十分認識する。周囲のできごとに適切な関心を持つ。
		3	注意力・覚醒が散漫または過敏・過剰	呼びかけ、体の接触、周囲のできごとに対する注意の持続が短いか、または過覚醒で周囲の合図や物に対し注意過敏になる。
		2	注意力・覚醒が変動するまたは適切でない	反応が遅く、視線を向けさせ注意を維持するためには繰り返し呼びかけたり体に触ったりする必要がある。物や刺激を認知できるが、刺激の合間に眠り込むことがある。
		1	注意・覚醒が困難である	物音や体に触れることで眼を開く。怖がる様子を示すことがあり、ナースとのコンタクト（コミュニケーションや非言語的なやりとり・身体接触を含む）に注意を向けたり認知したりすることができない。または引きこもり行動や攻撃的な行動を示すことがある。
		0	意識覚醒・反応性が低下している	刺激に対して眼を開けることも開けないこともある。刺激を繰り返すとごくわずかな意識覚醒を示すことがある。ナースとのコンタクトを認知できない。
	指示反応性（認知・理解・行動）	5	複雑な指示に従うことができる	「ナースコールのボタンを押してください」（対象となるナースコールのボタンを探し、それを認知し、指示を実行する）
		4	複雑な指示にゆっくりと反応する	複雑な指示に従う（または指示を完了する）ためには、促したり指示を繰り返したりする必要がある。複雑な指示を「ゆっくり」と、または過剰な注意を払いながら実行する。
		3	簡単な指示に従うことができる	「○○さん、手（または足）を挙げてください」（手か足の一方のみを指示する）
		2	簡単な口頭指示に従うことができない	体に触れられたり視覚的な合図に促されて指示に従う―例えば口のそばにコップを持って行くと水を飲むという動作はとれる。ナースがコンタクトをとったり、安心させたり手を握ったりすると、落ち着いた表情・反応を示す。
		1	視覚的な指示に従うことができない	呆然とした表情やおびえた表情の反応があるか、あるいはまた刺激に対して引きこもる反応や反抗的な反応を示し、行動が過剰または過少・不活発な状態。ナースが軽く手を握っても反応しない。
		0	行動が過少・不活発で傾眠状態	周囲の環境の刺激に対しほとんど運動・反応を示さない。
	見当識（見当識、短期記憶、思考・会話の内容）	5	時間・場所・人の見当識がある	思考過程や会話・質問の内容が適切。短期記憶がしっかりしている。
		4	人と場所の見当識がある	記憶・想起障害はほとんどなく、会話や質問の内容、質問に対する答えはおおよそ適切である。同じ質問や会話の繰り返しが多いことがあり、コンタクトを継続するには促しが必要である。依頼されたことにはおおむね協力的である。
		3	見当識が変動する	自己の見当識は保たれ家族を認識できるが、時間と場所の見当識は変動する。視覚的な手がかりを用いて見当識を保つ。思考・記憶が障害されていることが多く、幻覚（実在していないものを実在しているかのように知覚する）や錯覚（実際の感覚刺激を違うものに知覚する）が見られることもある。要求されたことには受け身的に協力する（協力的にふるまう自己防衛行動）。
		2	（時間や場所の）失見当識があり記憶・想起が困難である	自己の見当識は保たれ家族を認識できる。ナースの行動に関して質問したり、要求されたことや処置を拒否したりすることがある（反抗的にふるまう自己防衛行動）。会話の内容や思考が乱れている。幻覚や錯覚が見られることが多い。
		1	（人や物に対する）失見当識状態で認知が困難である	親しい人や、身近な家族・物の認識ができる時とできない時がある。話し方や声が不適切。
		0	刺激に対する認知・情報処理能力が低下している	言語刺激に対しほとんど反応を示さない。
サブスケール2 行動	外観	2	きちんとした姿勢を保ち、外観が整い清潔さがある	ガウンや服の着方が適切で、外観がきちんとしていて清潔である。ベッドや椅子での姿勢が正常である。
		1	姿勢または外観のどちらかが乱れている	着衣やベッド、外観がいくらかだらしない、またはきちんとした姿勢や体位を保つ能力がいくぶんか失われている。
		0	姿勢と外観の両方が異常である	だらしがなく、不潔で、ベッドの中できちんとした姿勢でいることができない。

図3　日本語版ニーチャム混乱・錯乱状態スケール（J-NCS）

（綿貫成明，酒井郁子，竹内登美子，他：日本語版NEECHAM混乱・錯乱状態スケールの開発およびせん妄のアセスメント，臨床看護研究の進歩，12：50-54，2001／綿貫成明，酒井郁子，竹内登美子：せん妄のアセスメントツール①日本語版ニーチャム混乱・錯乱スケール．一瀬邦弘，太田喜久子，堀川直史 監：せん妄－すぐに見つけて！すぐに対応，p.32-35，照林社（ナーシング・フォーカス・シリーズ），2002）

サブスケール		点	項目	説明
サブスケール2 行動	動作	4	行動が正常である	身体の動き、協調運動、活動が適切であり、ベッドの中で静かに休むことができる。手の動きが正常である。
		3	行動が遅いまたは過剰である	(もっと行動があってもよいはずなのに)あまりにも静かすぎる、自発的な動きがほとんどない(手や腕を胸の前で組んでいるか体の脇に置いている)、または過剰な動き（行ったり来たり、起きたり寝たりと落ち着かない、またはびっくりしたような過剰な反応）が見られる。手の振戦が見られることがある。
		2	動作が乱れている	落ち着きがない、または速い動作が見られる。異常な手の動き―例えばベッドにある物やベッドカバーをつまむなど―が見られる。目的にかなった動作をするためには介助を要することがある。
		1	不適切で不穏な動作がある	管を引っ張ったりベッド柵を乗り越えようとするなど、不適切な（一見、目的のないような）行動が頻繁に見られる。
		0	動作が低下している	刺激のない時は動作が限られている。抵抗的な動作が見られる。
	話し方	4	話し方が適切である	会話が可能で、会話を開始し持続することができる。診断上の疾患を考慮に入れると話し方は正常である。声のトーン（調子）は正常である。
		3	いまひとつ適切な話し方ができない	言語刺激に対し、簡潔で単純な反応しか示さない。診断上の疾患を考慮に入れると話し方は明瞭であるが、声のトーンが異常であったり、話し方が遅かったりすることがある。
		2	話し方が不適切・不明瞭である	独り言を言ったり意味不明なことを話すことがある。診断上の疾患を考慮に入れても話し方は不明瞭である。
		1	話し方や声が乱れている	声やトーンが変調している。ぶつぶつ言ったり、叫んだり、ののしったり、または（例えば、痛みや要求があるはずなのに）不適切なほど沈黙している。
		0	異常な声である	うなっているか、それ以外の異常な声を発する。話し方は不明瞭である。
サブスケール3 生理学的コントロール	生理学的測定値		実際の記録値　正常値 体温　　　　(36-37℃) 収縮期血圧　(100-160) 拡張期血圧　(50-90) 心拍数　　　(60-100) 　整/不整(どちらかに丸をする) 呼吸数　　　(14-22) （1分間完全に数える） 酸素飽和度　(93以上)	一定時間の無呼吸や徐呼吸があるか （1分間の観察中に15秒以上あり、しかもそれが1回以上観察される） □あり　　□なし 酸素療法の指示があるか □指示なし □指示があるが現在は酸素を投与していない □指示があり現在も酸素を投与している
	生命機能の安定性			※□収縮期血圧と□拡張期血圧の両方、またはどちらかが異常であればそれを1として数える。 ※□心拍数の異常と□不整脈の両方、またはどちらかが認められれば1として数える。 ※□無呼吸と□呼吸の異常の両方、またはどちらかが認められれば1として数える。 ※□体温の異常は1として数える。
		2		血圧、心拍数、体温、呼吸数が正常値の範囲内でしかも整脈である。
		1		上記※のうちどれか1つが正常値を外れている。
		0		上記※のうち2つ以上が正常値を外れている。
	酸素飽和度の安定性	2		酸素飽和度が正常値の範囲内（93以上）であり、しかも酸素の投与を受けていない。
		1		酸素飽和度が90から92の間であるか、または90以上でも酸素の投与を受けている。
		0		酸素投与の有無にかかわらず、酸素飽和度が90未満である。
	排尿機能のコントロール	2		膀胱のコントロール機能を維持している。
		1		最近24時間以内に尿失禁があったか、またはコンドーム型排尿カテーテルを着用している。
		0		現在尿失禁状態であるか、留置カテーテルを用いているか間欠的導尿をしている、または無尿状態である。

各サブスケールの点数
- 1 認知・情報処置（0〜14点）　（　　）
- 2 行動（0〜10点）　（　　）
- 3 総合的な生理学的コントロール（0〜6点）　（　　）

J-NCS の合計点（0〜30点）　（　　）

■合計点　　　　　■示唆
- 0〜19点　　中程度〜重度の混乱・錯乱状態
- 20〜24点　軽度または発生初期の混乱・錯乱状態
- 25〜26点　「混乱・錯乱していない」がその危険性が高い
- 27〜30点　「混乱・錯乱していない」、正常な機能の状態

＊重症集中治療期や術直後の時期は、「サブスケール3　生理学的コントロール」の得点が0点になることが多い。それだけ身体侵襲が大きく、「せん妄」発症リスクが高いということである。
＊スケールの得点方法や使用上の注意点については、p.52を必ず参照すること。

日本語版ニーチャム混乱・錯乱状態スケールの得点方法

- 日本語版ニーチャム混乱・錯乱状態スケール（以下、スケール）の合計得点の範囲は、0（反応がほとんどない）から30（正常な機能の状態）である。スケールは9項目あり、認知-情報処理能力、行動と動作、生理学的コントロールをアセスメントするための3つのサブスケール（下位尺度）に分けられる。サブスケール1は重要な認知機能を測定するため、得点配分が最も高くなっている（0～14点）。サブスケール2（0～10点）は行動上の症状の発現を測定する。サブスケール3（0～6点）は得点配分が最も軽くなっている。理由は、これら生理学的指標の項目のうち1つか2つ以上の指標で異常値を示すことが、入院患者の場合一般的によくあるからである。
- 評価するナースは患者とのやりとり（コミュニケーションやケアとその反応）を通し、各項目で患者の反応や行動をよく表す選択肢を選び、その項目の点数を付ける。スケールの正確な得点を付けるためには、対象患者の反応に影響を及ぼす可能性のある要因を考慮すること、つまり文化的な（生育環境や人種的な）背景の違いを十分に配慮しながら、身体的（視覚、聴覚、運動などの）障害があるかどうか確認することが必要である。ある項目の得点を付ける際に、その選択肢の記述にある行動のすべてがその患者にみられる必要はないが、その選択肢にある行動はその患者に典型的にみられるものでなければならない。スケールの使用前にある程度の訓練が必要だが、ナースの評価者間の一致性（信頼性）は優れている。スケールの得点を付けるのに必要なデータは、通常の患者の観察とバイタルサインのアセスメントを行う10分間で収集することができる。

1. 認知-情報処理能力

- 部屋に入ったとき、患者の反応性―例えば視線や認知など―に注意する。
- 患者が注意力を維持し、言語情報と視覚情報の両方を理解できるか否かにも注意する。その患者の意識を集中したり喚起し続けたりするために、コンタクト（コミュニケーションや非言語的なやりとりを含む）を繰り返す必要があるか。患者の言葉や顔の表情は、ナースとのやりとりを理解していることを示しているか。例：患者は要求されている行動を視覚的な合図から予測することができる（体温計という視覚的な合図に対して、口腔検温の場合は口を開ける、腋窩検温の場合は腋窩を広げる）。
- 複雑な指示または合図を伴う指示に対する反応を観察する。患者は、電話やナースコールの一連の手順を開始し、それを終了することができるか。ナースコール・システムの種類にもよるが、最初の使用手順の説明（オリエンテーション）を受けたかどうかにもよるが、患者がナースをナースコールで「呼ぶ」能力は、複雑な指示の処理能力を測定する手段として使える。患者がどのようにして「ナースコールを見つけて鳴らす」か観察する（複雑なナースコール・システムの場合、「呼び出し装置」の位置を見つけ、ベッドサイド・テーブルからそれを取り出し、複数のボタンの中から選んでナースコールを鳴らし、ナースからの返事に応答する必要がある）。
- この一連の作業を完了するのに、患者は通常の速さで、しかも促しや助けを必要とせずに実行することができたか。患者は視覚的な合図や身体接触という合図を伴う指示にしか反応しなかったか。
- 見当識と短期記憶は、「今日は何日（日付または曜日）かわかりますか」という典型的な質問をしなくても調べることができる。今は1日のうちでいつごろか、どの食事を済ませたか、ここはどこなのか、これらは通常ケアのやりとりの中で得られる情報例である。

2. 行動と外観・動作

- 外観を保ち、きちんとした姿勢や体位でいる際の患者の認識と行動に得点を付ける（通常の看護で行う清潔ケアを受けた後での得点は付けず、患者の機能だけに注目して得点を付ける）。
- 「過剰な」動きや目的のない動きはあるか。患者の異常な手や指の動き―例えばシーツをつまんで引っ張るなど―がみられるか。文化的な背景からもともとゆっくりとした話し方をする場合と、話をすること・言葉を話し始めること・その場に応じた適切な話し方が困難な場合とを区別する。

3. 生理学的コントロール

- バイタルサインはスケールの定義通りに得点を付ける。バイタルサインを取る際には、患者の反応と認識を観察する。患者は手順を予測して協力するか、それとも繰り返し促したり合図することが必要か。
- 酸素の安定度は、非侵襲的な方法である酸素飽和度（パルスオキシメータ）で得点を付ける。患者の体位（例えば気道を圧迫していないかなど）と、酸素が投与されているか（投与の場合は流量）に注意する。オキシメータで測定する代わりに、酸素療法が必要な場合は1点減点し、また無呼吸（1分間の観察中に15秒以上あり、しかもそれが1回以上観察される場合）がある場合も1点減点する。
- 失禁の得点は、混乱・錯乱を起こした患者の認知機能・身体的機能（移動能力や尿排出機能など）の低下、それらの相互作用の影響とともに、臨床のケアの要因も絡んでいる。項目の定義通りに得点を付けるが、患者がトイレに行くのに（または尿瓶・便器を使うのに）介助が必要か、介助を求めていたか、介助が遅れたか否かに注意する。またオムツ使用の場合はその理由や原因を考慮し、認知と排泄機能のレベルに注目して得点を付ける。

得点化

項目		得点
1～3	情報処理能力-注意力	＝0～4点
	情報処理能力-指示反応性	＝0～5点
	情報処理能力-見当識	＝0～5点
		0～14点
4～6	行動-外観	＝0～2点
	行動-動作	＝0～4点
	行動-話し方	＝0～4点
		0～10点
7～9	生命機能の安定性	＝0～2点
	酸素飽和度の安定性	＝0～2点
	排尿機能のコントロール	＝0～2点
		0～6点

27～30点	「混乱・錯乱していない」、正常な機能の状態
25～26点	「混乱・錯乱していない」がその危険性が高い
20～24点	軽度または発生初期の混乱・錯乱状態
0～19点	中程度から重度の混乱・錯乱状態

- 重度の慢性的な認知障害（認知症）がある患者の得点は、上記の範囲と異なることがある（急性の混乱・錯乱がさらに認知症の上に重なっているか否かによる）。

スケールの得点を付ける際に役立つヒント

- 患者とのやりとりが終了した後でスケールの得点を付ける。各項目の得点を選ぶ前に、それぞれの項目にある選択肢をすべて読む。
- 患者の得点を付ける際、評価点の1～2点の変化はよくある。つまり、3点以上の変化は臨床上有意な変化と考えられ、より完全なアセスメントが求められる根拠となる。
- 創造性を発揮すること。患者にとって快適でしかも必要な情報が得られるアプローチの方法を開発する。重要な点は、アセスメントにも得点化作業にも一貫性があるということである。
- 認知能力は15分という短時間の間にさえ変化することがある。もしそうであれば（どちらに当てはまるか迷うときは）、患者とのやりとりすべての中で観察したうち、最も低いレベルの得点を付ける。
- 今現在のやりとりの中で観察したことだけを記録し、それ以前に観察したことは記録しない。
- 患者とのやりとりの中で起こったことと同時に、周囲の状況に対する患者の認識や反応に注意を払う。
- 患者に「はい」「いいえ」を聞き出して、それをもとに得点を付けることはしない。

図3 つづき

Part 3

身体疾患を有する認知症の患者のケアの手引き

Part 3

1 認知症の基礎知識

認知症とは

　認知症は、世界保健機関(WHO)の定義では、「一度正常に達した認知機能が後天的な脳の障害によって持続性に低下し、日常生活や社会生活に支障をきたすようになった状態をいい、それが意識障害のないときにみられる」こととされています[1]。高齢になるほどもの忘れや記憶の間違いは多くなりますが、認知症の人の場合、体験そのものを忘れてしまうことが大きなポイントです。例えば、食事をした体験そのものを忘れてしまうため、食事をした後に、「自分は食べていない」と何度も言います。あるいは、大切な通帳を置いた体験そのものを忘れてしまうので、通帳をほかの人が盗んでしまったと勘違いしてしまいます。このような体験のために、日常生活や社会生活の対応が困難になった状況を認知症と呼びます。単なるもの忘れは高齢になれば誰にでも起こりますが、食事をしたことまで忘れるのは、やはり認知症という健康障害を引き起こしていることになります。

　近年、認知症には、アルツハイマー型認知症や血管性認知症以外に、レビー小体型認知症や前頭側頭型認知症など必ずしも記憶の障害が起こらないものもあることが明らかになってきました。そのため、米国精神医学会のDSM-5（精神疾患の分類と診断 改訂第5版）における認知症の診断基準（表3-1-1)[2]でも、最新の国際アルツハイマー病協会の診断基準（図3-1-1)[3]と同様に、記憶だけを重視しない方向に変化してきています。また、記憶の障害は老年期抑うつなどでも起こるため、診断は専門医が認知機能検査やMRIなどの画像検査を実施したうえで慎重に行う必要があります。

急性期病院に入院している認知症高齢者の記憶の障害

　記憶の障害は認知症をもつ高齢者の最も典型的な症状ですが、健常の高齢者のもの忘れとどのように違うのでしょうか。健常の高齢者は加齢によるもの忘れはあっても、記憶の帯の中での一部を忘れてしまうだけです。しかし、認知症の高齢者の場合は、記憶の一部が抜け落ちてしまいます。そのため、看護師

表 3-1-1 認知症の診断基準（DSM-5）

A	1つ以上の認知領域（複雑性注意、実行機能、学習および記憶、言語、知覚-運動、社会的認知）が以前の機能レベルから低下している
B	認知機能の低下が日常生活に支障をきたしている
C	認知機能の低下はせん妄のときのみではない
D	他の精神疾患（うつ病や統合失調症など）ではない

（American Psychiatric Association : Diagnostic and Statistical Manual of Mental Disorders, 5th ed.（DSM-5），2013 を参考に作成）

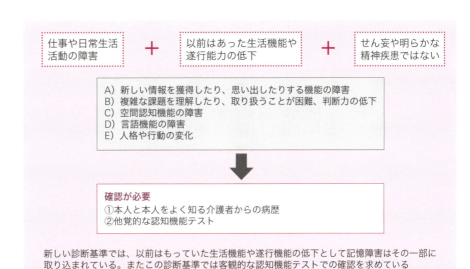

図 3-1-1 最新の認知症の診断基準（国際アルツハイマー病協会）

（McKhann, G.M. et al. : The diagnosis of dementia due to Alzheimer's disease: Recommendations from the National Institute on Aging-Alzheimer's Association workgroups on diagnostic guidelines for Alzheimer's disease, Alzheimers Dement, 7(3): 263-269, 2011／鷲見幸彦：認知症の定義，概要，疫学，日本看護協会 編：認知症ケアガイドブック，p.3，照林社，2016）

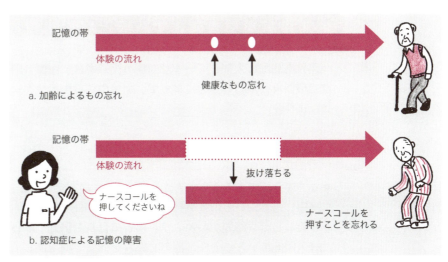

図 3-1-2 認知症による記憶の障害と加齢によるもの忘れの違い

が「ナースコールを押してくださいね」と言っても、それをまったく忘れてしまうことがあるのです(図3-1-2)。

一方、認知症があっても、すべてを忘れるのではなく、印象的な出来事は感覚的な印象として記憶に残っていることも多くあります。認知症の人は、看護師の名前をおぼえることはできないかもしれませんが、受け入れてもらえる人のことは印象としておぼえていて、顔なじみの関係をつくることができます。看護師が生活上での記憶の障害や記憶を補うような援助を行えば、日常生活に支障なく暮らすこともできます。例えば、病室の部屋に本人の好きな花の写真を飾るなど、その人に合った看護の工夫をすれば、生活上の支障がなく、病院で落ち着いて生活を送ることができるのです。

認知症があったとしても、その人のペースに合わせてケアの方法を工夫すれば、認知症ではない高齢者と同様に、物事を理解し、判断することができます。この記憶の特徴は、個人によって一人ひとり異なります。記憶に影響を与えるのはその人の感情です。「うれしい」「楽しい」という心地よい感情や、「つらい」「悲しい」という感情は、認知症の人の記憶として残りやすいのです。「うれしい」「楽しい」という心地よい感情を増やして、「つらい」「悲しい」という感情を減らすようなコミュニケーションを工夫することが必要です。個々の認知症の高齢者の記憶や感情の特徴を理解しながら、ケアを進める必要があります。

認知症をもつ高齢者の記憶の障害の程度を認知機能障害も含めてアセスメントし、断片的な記憶をつなげて理解できるようにサポートするのが看護師の役割でもあります。その人の記憶の障害の程度を把握して、どのようにサポートすれば理解してもらえるかを考え、ケアを工夫して実践し、認知症の人と行動をともにしながら、その人の残された力(残存能力)はどこにあるのかをアセスメントしてみましょう。看護師が一緒に行動することで、できない部分だけではなく、その人が人生で培ってきた独自の力があることを発見することができるでしょう。

生活障害を引き起こす誘因となる認知機能障害

急性期病院に入院している認知症の高齢者は、記憶の障害とともにその他の認知機能障害が絡むことによって、病院生活の中で様々な生活障害が引き起こされます。

見当識障害(時間や場所の感覚の障害)

- ここが病院であることがわからず、「家に帰りたい」と言い、帰ろうとする。
  → 家に帰りたいという気持ちに共感し、その理由を聞く。
- 今日の日付や時間がわからず、検査の日時を伝えてもわからない。
  → 入院していることや治療の必要性を何度も繰り返して伝えたり、理解できるようにわかりやすく説明する。

実行機能障害(計画的に段取りよく物事を進める能力の障害)

- ●着衣の方法や順番がわからず、ズボンをかぶろうとしたり、下着を上着のうえに着たりするなど、うまくできない。
  - →服を着るときは、頭や手を通せばよいように介助する。
- ●季節に合った適切な衣服を選択し、着ることができない。
  - →季節に合った衣服のみをタンスに入れて、それ以外の衣服は他の場所にしまっておく。

失語(言葉がうまく使えない)

- ●看護師の説明に対して理解できなくても、緊張しているため「はい」と返事をしてしまう。
  - →本当に理解できたか、反応を待ったり、表情や言葉で確認する。
- ●身体の痛みや苦痛があっても、言葉で説明することができない。
  - →表情や行動から痛みの有無をアセスメントする。

失行(運動機能が障害されていないのに動作がうまくできない)、失認(感覚器の障害はないのに物の見分けがつかない)

- ●排泄を失敗する。
  - →尿意や便意を感じて、ソワソワしたり、ズボンをモソモソさせるなど、行動で尿意・便意を感じている状況をアセスメントする。
  - →排泄の時間やタイミングを把握し、毎日定期的にトイレに誘導する。
- ●便器の使用方法がわからない。
  - →具体的に言葉で説明してもわからないことが多い。「ここにこのように座りましょう」などとジェスチャーで示すと、わかる場合がある。
  - →便器に座っても排泄してよいのかわからず、ずっと座っているようなら、「大丈夫ですから、どうぞお小水してくださいね」と声かけすると、安心して排泄する場合がある。

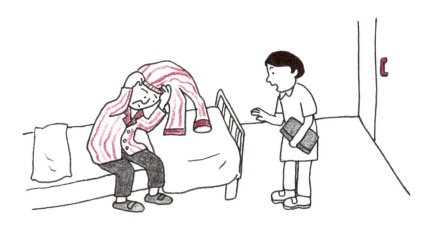

❶認知症の基礎知識

認知症の高齢者は、視力や聴力の低下があるため、得られる情報が減少しています。コミュニケーション障害を引き起こしている場合もあります。よって、その人の視野に入ってアイコンタクトをし、低音のゆっくりとした声で反応を見ながら話を進める必要があります。

トイレの場所がわかるように大きな文字で「便所」と書いて掲示しておくなど、それぞれの障害に対して自分で対応できるように、失敗をできるだけ少なくするようなケアの工夫が必要になります。認知症の人の生活習慣や趣味などを把握して、本人の残存能力を発揮できるように、個々の障害に合わせた工夫を考えていきましょう。

周囲の環境に影響して起こる行動・心理症状

認知症の直接の原因に関係して起こる症状を中核症状（認知機能障害）といい、これは認知症の人であれば誰しもが抱える症状です。一方、認知症の周辺症状は「行動・心理症状[*1]」ともいわれます。最近では BPSD（Behavioral and Psychological Symptoms of Dementia）という言葉も頻回に使われます。

認知症の行動・心理症状を詳しくみていくと、記憶の障害などの認知機能障害が関係して起こることが多いです（図3-1-3）。本人の背景、性格や人間関係も含めた環境が大きく作用しており、症状も多様化します。一人ひとり症状が異なるので、まったく同じ症状の人はいないといっても過言ではありません。例えば、物を盗まれたという「妄想」は、記憶の障害のために探し出せないのかもしれません。すでに亡くなった夫がそばにいるという「幻覚」は、記憶の障害のために、いるように錯覚しているのかもしれません。歩き回る行動、いわゆる徘徊は、そのメカニズム（図3-1-4）のように、不安から家に帰りたい、家族に会いたいという気持ちが高まり、自宅に帰ろうとするものの、記

＊1 行動・心理症状（BPSD）については Part 3-4 も参照。

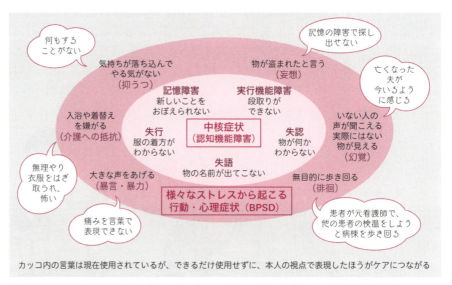

図3-1-3　認知症の認知機能障害と、様々なストレスから起こる行動・心理症状（BPSD）

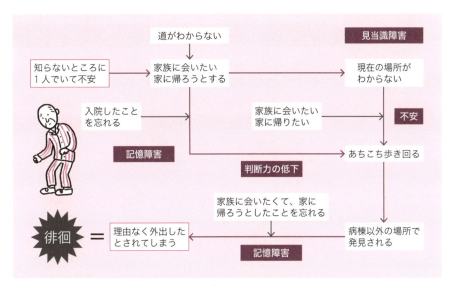

図 3-1-4　歩きまわる行為（徘徊）のメカニズム

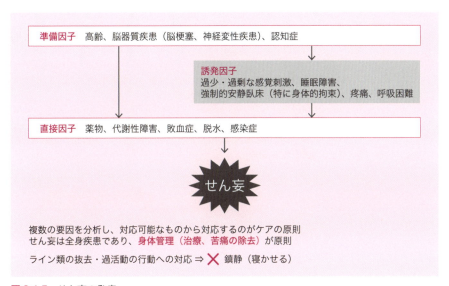

図 3-1-5　せん妄の発症

憶の障害から自宅に帰ろうとすることも忘れてしまい、「徘徊」と呼ばれる行動になってしまうことがほとんどです。

　認知症の人のそれぞれの行動の原因などを考えると、これらの行動・心理は認知症の症状というより、生活環境や看護師との人間関係、ケア不足など、周囲の環境が関係して起こることが多いといえます。

せん妄と認知症を区別してアセスメントする

＊2 せん妄については Part 3-5 を参照。

認知症とせん妄[*2]は異なる疾患ですが、症状が似ていることが多いため、病院では混同されることが多くあります。しかし、原因が異なるので区別が必要です。認知症では主に記憶が障害され、せん妄では主に注意力が障害されます。

せん妄は急激かつ一過性に意識水準が変化した状態で、1日の中でも状態は変動し、意識障害、認知機能障害に加えて、行動・心理症状に類似した症状が出現しますが、一過性のもので、回復すれば症状は消失します。認知症ケア加算ではせん妄の高齢者は対象にはなりませんが、精神科リエゾンチーム加算[*3]では対象になります。

＊3 精神科リエゾンチーム加算については p.18 を参照。

認知症の人がせん妄を起こすと、夜間に落ち着きがなくなる、行動が激しくなるなど、症状が悪化します。せん妄の発症（図3-1-5）に際しては、その準備因子、誘発因子、直接因子が重なるため、事前にアセスメントして、せん妄を予防することが何よりも重要です。

引用文献

1) World Health Organization and Alzheimer's Disease International : Dementia: a public health priority, 2012.
2) American Psychiatric Association 編，日本精神神経学会 日本語版用語監修：DSM-5 精神疾患の分類と診断の手引，医学書院，2014.
3) McKhann, G.M. et al. : The diagnosis of dementia due to Alzheimer's disease: Recommendations from the National Institute on Aging-Alzheimer's Association workgroups on diagnostic guidelines for Alzheimer's disease, Alzheimers Dement, 7(3): 263-269, 2011.

（鈴木みずえ）

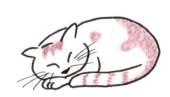

Part 3
2 主な4つのタイプの認知症の症状と看護

認知症の原因疾患は、「治る認知症(treatable dementia)」と呼ばれるものを含めて約70種類ありますが、そのおよそ半分をアルツハイマー型認知症が占めています。次いでレビー小体型認知症、血管性認知症と続き、これに前頭側頭型認知症を加えたものを「4大認知症」と呼びます。

認知症ケアに取り組むためには、①認知症は原因疾患ごとに症状が異なり、対応の仕方が大きく異なること、②原因疾患により抗認知症薬の効果が異なること、③原因疾患ごとに認知症の人の様々なストレスから起こる行動・心理症状(BPSD)の対処法や薬物の使い方が変わること、などの理由から、それぞれの疾患の特徴を知っておく必要があります。

アルツハイマー型認知症

特徴

アルツハイマー型認知症(AD；Major Neurocognitive Disorder Due to Alzheimer's Disease)[*1]は、認知症の原因疾患の50％を占めます。女性に多くみられます(男性の約2倍)。

記憶を司る側頭葉内側部の「海馬」が萎縮し、病初期から記憶の障害が現れるのが特徴です。脳全体の萎縮の進行に伴い、認知機能障害がゆっくりと進行し、日常生活に支障をきたすようになります。

アルツハイマー型認知症で障害される大脳部位を図3-2-1に示します。

*1 疾患名の英語表記はDSM-5による。以下同じ。

症状とその対応(看護)

アルツハイマー型認知症の進行経過を図3-2-2に、中核症状と行動・心理症状(BPSD)を図3-2-3に示します。

1．症状
❶中核症状
「最近の出来事は忘れているのに、昔のことはよくおぼえている」といった

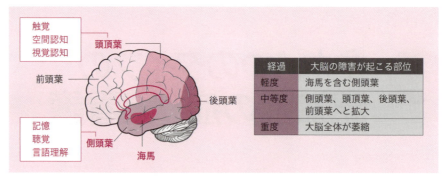

図 3-2-1　アルツハイマー型認知症で障害される大脳部位

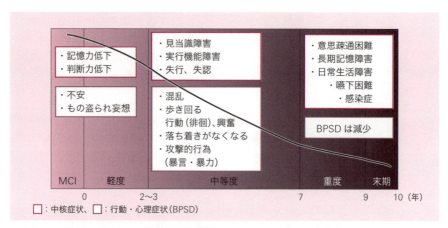

図 3-2-2　アルツハイマー型認知症の進行経過

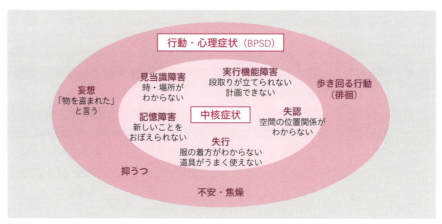

図 3-2-3　アルツハイマー型認知症の中核症状と行動・心理症状（BPSD）

　近時記憶障害や、知的に習得した記憶（知識）を徐々に忘れる意味記憶の喪失が徐々に出現しますが、長い間に身につけた習慣（手仕事、自転車の運転など）は失われにくく（手続き記憶の保持）、喜怒哀楽などの感情は最後まで保たれます。
　「料理のメニューが考えつかない」などの実行機能障害や、「今日の日付がわからない」などの見当識障害も出現します。

❷行動・心理症状（BPSD）

「財布を盗られた」などと訴える「もの盗られ妄想」は、アルツハイマー型認知症で最も多くみられる妄想です。

「何をするのもおっくうになる」といった抑うつ（アパシー）も出現しますが、入院中は「おとなしい＝穏やか」ととらえられ問題とされないことが多く、廃用症候群につながってしまう可能性があるため、注意が必要です。

【 もの盗られ妄想 】

記憶には、①情報を入れる／おぼえる（記銘）、②情報をためておく（保持）、③必要な情報を取り出す（想起）、の３つの過程があり、認知症による記憶の障害では③の想起の過程が障害されます。つまり、おぼえることはできても、思い出すことができないのです。

もの盗られ妄想は、「自分がなくした」と考えるよりも、「誰かに盗られた」と他人に責任転嫁することで、自分の不安な思いを消して安心したい、という心の表れなのかもしれません（図3-2-4）。

もの盗られ妄想に対しては、以下のように対応します。

- お茶を飲ませるなどして、関心をそらす。
- スタッフも一緒に探し、自分でみつけてもらうように仕向ける。
- リフレイジング（共感的態度）で接する。
- 別の代替品を用意しておく。
- よく隠す場所の見当をつけておく。
- 妄想の原因を探る（生活や身体状況に不安がある場合が多い）。
- 対応がどうしても難しければ、いったん距離を置く（あるいは対応する人を変える）。

❸その他の症状

記憶力が低下していることを周囲に気づかれないように、取りつくろう反応をとる「取りつくろい」や、誰かに質問をされたときに答えがわからず、家族のほうを振り返って助けを求めようとする「Head Turning Sign」（「振り返り行動」ともいう）という行動が外来受診時などにみられることがあります。

❹摂食嚥下に関する問題

アルツハイマー型認知症各期の摂食嚥下に関する問題と、その対応方法を表3-2-1に示します。

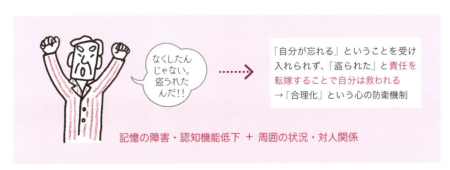

図3-2-4　もの盗られ妄想における本人の心理

表3-2-1　アルツハイマー型認知症における摂食嚥下に関する問題と対応方法

認知症の時期	摂食嚥下に関する問題	対応方法
[初期] 嗜好の変化、記憶の障害、見当識障害、実行機能障害が混在する	・嗜好に偏りがみられ、食欲が低下する（または増進する） ・時間感覚の低下や近時記憶障害のために、食べたことを忘れる	
[中期] 注意障害、空間認知機能障害と失行、失認、実行機能障害による症状が出現する	・食材・道具の認識ができない ・食器・道具の保持が困難になったり、使用方法を間違える ・周囲に気をとられ、咀しゃくが長引く ・食器の模様が気になって、食事に集中できない ・自分の口の容量に食べ物の大きさを合わせられず、丸飲みする ・経過とともに口腔期〜咽頭期の嚥下機能が低下するため、栄養状態が悪化し、誤嚥しやすくなる	・食べたことを忘れている場合は、本人の言葉を否定することなく、すでに食べたことを説明する ・注意が持続しない場合は、できるだけ静かな部屋で摂食してもらう ・摂食姿勢は安静度の状況によるが、イス ＞ 車イス ＞ 端座位 ＞ G-up（ベッドのヘッドアップ）姿勢で行う ・自宅や施設で使用していた食具を使用し、物品名を言いながら手渡しをする
[後期] 口腔顔面失行の進行や嚥下機能の低下が出現する	・食物の咀しゃくや食塊形成・移送が不良となり、口の中にため込んだり、常に咀しゃくしている	・頬や顎、下唇などを軽く刺激する ・経口摂取を断念し、経管栄養に移行する

3．対応時の基本姿勢

日常生活機能の障害は認知機能の低下によるものなので、基本的には身体的に行えなくなるわけではありません。そのため、その人のできる能力(残存能力)を見極め、できないところだけ援助することが必要になります。

● できること、できないことを細かく観察し、評価する。
● できない、または危険が予測できる部分は、段階に応じて環境を整えたり、指示や見守りを行い、できないことに対して必要なところだけを補う。
● 行動・心理症状(BPSD)には根気よく付き合う。

4．社会資源の使い方

❶認知症が軽度の場合

記憶の障害や実行機能障害があるため、社会資源(デイサービスなど)の利用は、少しずつ慣らしながら回数を増やしていきます(1〜2回/週程度から開始する)。デイサービスやショートステイ先など、その場での役割を提供します。

❷認知症中等度以降

近時記憶障害があるため、デイサービスやショートステイ、訪問看護などの利用間隔は短く設定するとよいでしょう(2〜3回/週以上)。

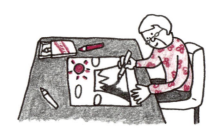

血管性認知症

特徴

血管性認知症(Major Vascular Neurocognitive Disorder)では、脳梗塞や脳出血を契機に、認知機能と関係する脳の部分が障害されて認知機能が低下するため、脳血管障害によって様々な症状が現れます。男性に多くみられ、アルツハイマー型認知症と合併することもあります。記憶の障害の程度は軽度です。

特徴としては、できることとできないことがはっきりしている、抑うつ、自発性低下、抑制がきかないなどの精神症状を合併する、感情の起伏が大きい（感情失禁）、などがあげられます。また、末期まで人格は保たれるといわれています。

四肢麻痺、嚥下障害などの脳卒中後遺症が残っている場合があるため、転倒、誤嚥などへの配慮も必要です。

症状とその対応（看護）

血管性認知症の進行経過を図 3-2-5 に示します。

血管性認知症は、ビンスワンガー型[*2]を除き、新たな発作さえ起こさなければ進行しないため、生活習慣病の予防や服薬アドヒアランスの向上が大切になります。

1. アパシー（意欲の低下）、抑うつ

身の回りのことへの関心が薄れ、活動性が低下し、入眠障害や早朝覚醒、食欲低下などにより生活リズムが乱れます。以下のような対応を行います。
- 症状にいち早く気づく。
- 本人のペースに合わせながら離床を進め、生活リズムを整える。
- 静かな環境で休息させつつ、日中は適度な運動をしてもらう。
- 抑うつ状態の場合は、励ましの言葉は避ける。

*2 進行性皮質下血管性脳症。大脳白質が広く障害される。高血圧との関係が深い。血管性認知症の中では比較的頻度が高い。

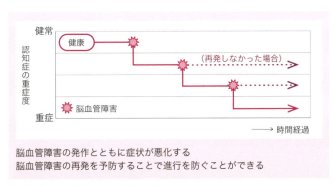

脳血管障害の発作とともに症状が悪化する
脳血管障害の再発を予防することで進行を防ぐことができる

図 3-2-5 血管性認知症の進行経過

表 3-2-2　血管性認知症における摂食嚥下に関する問題と対応方法

摂食嚥下に関する問題	・食品の袋を開けて、調味料をかけて、食べるといった、いくつかの動作を組み合わせた行為ができなくなる ・「捕食」がうまくいかず、食べこぼす ・食べ物に顔を近づけてすする ・食事以外の刺激に注意が向く ・半側空間無視により、片側の食事が認識できない ・飲み込みが遅れる ・摂食嚥下障害が起こる
対応方法	・テーブルとイスの高さの調整を行う ・クッションなどを用いて、姿勢を保持する ・麻痺が残存している場合は介助を要する場合が多いが、食具を工夫して、できる限り自分で食べてもらうようにする ・口腔器官の麻痺のために口腔内残渣が多い場合は、食形態の変更を検討する ・水分でのむせを認めるときは、とろみ剤を使用する ・血管性認知症は左半側空間無視がみられる場合が多い。声かけを行ったり、食器を右側に動かして、本人がみえる場所に移動させる

2．感情失禁、易怒性、焦燥感

情動のコントロールができなくなったり、怒りっぽくなったりすることがあります。本人なりに怒る理由があるため、原因を探ることが大切です。

3．摂食嚥下に関する問題

血管性認知症における摂食嚥下に関する問題と、その対応方法を表3-2-2に示します。

レビー小体型認知症

特徴

レビー小体型認知症（DLB；Major Neurocognitive Disorder with Lewy Bodies）は、レビー小体*3が脳の大脳皮質や脳幹に凝集することで神経細胞が壊れて減少し、神経の伝達が阻害されることによって認知症症状が起こります。男性に多くみられます（女性の約2倍）。

特徴として、脳血流画像検査（SPECT、PET）において後頭葉の血流低下を示す、抗精神病薬に対する薬剤過敏性がある（薬が効きすぎる）、アルツハイマー型認知症に比べて進行が速い、ことがあげられます。

レビー小体型認知症で障害される大脳部位を図3-2-6に示します。

症状とその対応（看護）

レビー小体型認知症の進行経過を図3-2-7に、中核症状と行動・心理症状（BPSD）を図3-2-8に示します。

＊3　中枢および末梢の神経細胞に出現する特殊なたんぱく質（細胞封入体）。レビー小体が集まった場所は神経細胞が壊れて減少し、神経をうまく伝えられなくなって、認知症症状が起こる。

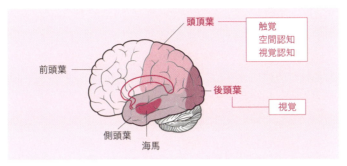

図 3-2-6　レビー小体型認知症で障害される大脳部位

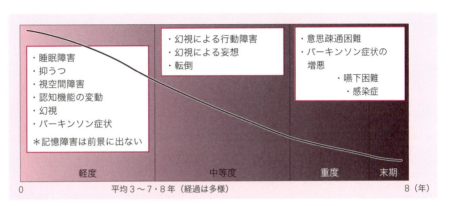

図 3-2-7　レビー小体型認知症の進行経過

　見当識の変動に対しては、今どのようなレベルにあるのかを考えながらの対応が必要です。見当識が低下しているときは、転倒・転落などのリスクが高くなるため、環境の調整や見守りを行います。状態が悪いときは、観察に徹します。

1．嫉妬妄想
　男性、特に配偶者と二人暮らしの人に多くみられます。「見捨てられる」という潜在意識（夫婦関係の保持-喪失／立場の逆転）が引き金になって起こることが多いようです。ドメスティックバイオレンス（DV）につながりやすいため、注意が必要です。以下のような対応を行います。
- 医療者に相談しにくい症状であるため、相談者から状況をうまく聞き取る。
- 状況によっては、本人との距離をおくように勧める。

2．幻視、錯視
- 幻視の存在を否定しない。
- 部屋を明るくする。
- 実体がないことを一緒に確認し、安心感を与える。
- 他の事柄について話し合ったり、取り組んだりして気をそらす。
- 室内や環境の整理整頓を行い、錯視を予防する。

中核症状	・初期には記憶の障害は目立たない ・認知機能の変動：時間や場所、周囲の状況に対する認識や会話をした際の理解力など、悪いときとよいときの差が目立つ（日内変動；図3-2-9） ・視空間失認により繰り返し出現する幻視および錯視、それらに基づく焦燥、興奮、異常行動 ・注意障害 ・パーキンソン症状 　　運動症状：小刻み歩行、固縮、振戦、前傾姿勢、バランスの悪さなど 　　自律神経症状：立ちくらみ、失神、便秘、食後低血圧など
行動・心理症状 （BPSD）	・アパシー、抑うつ ・レム睡眠行動障害：筋緊張の抑制が障害されるため、夢をみながら夢の中の行動を実行する ・誤認妄想：カプグラ症候群[*4]、幻の同居人[*5] など

＊4　自分のよく知っている人物（家族など）が、見かけ上まったく同じ替え玉（偽物）と入れ替わったと確信してしまう妄想。

＊5　家に架空の他人（客）が住んでいる、と信じ込んでしまう状態。幻覚（幻視）とは違い、架空の他人が見えているわけではない。

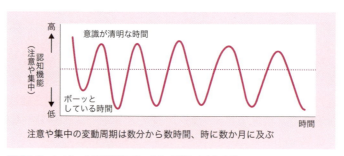

図3-2-8　レビー小体型認知症の中核症状と行動・心理症状（BPSD）

図3-2-9　レビー小体型認知症の認知機能の日内変動

＊6　レム睡眠中に起こる夢見体験に一致した夜間異常行動。通常、レム睡眠時には身体の力が抜けているが、レム睡眠行動障害の場合はレム睡眠時にも身体の骨格筋に力が入った状態であり、夢で見たことをそのまま行動に移してしまう。

3．レム睡眠行動障害[*6]

- 危険がない限り、見守る。
- 体動による身体損傷のリスクがある場合は、ベッド柵カバーの利用や柵の撤去を考える。
- 無理に起こさない。
- 睡眠覚醒リズムを整える。
- 眠気やふらつきによる転倒の予防を行う。

表 3-2-3 レビー小体型認知症における摂食嚥下に関する問題と対応方法

摂食嚥下に関する問題	・幻視（虫が入っている、など）により食事摂取量が低下する ・不顕性誤嚥による誤嚥性肺炎の危険性が高い ・食具の動きが稚拙になる ・食事姿勢が保てない ・食事摂取により疲労感が高まる ・食事に集中ができず、動作が止まったり、別の行動を始める
対応方法	・水分や食物に対してむせを認める場合は、嚥下調整食に変更したり、とろみ剤を使用する ・むせがみられない場合があるため、食事開始時はSpO_2の測定を行いながら摂食する ・食事量の低下が持続するときは、付加食の検討をする ・食後30分は横にならないようにして、横になるときもベッドを30度以上ヘッドアップさせておく ・食事の盛りつけを直す（錯視を引き起こす"おこげ"などの排除）

3．摂食嚥下に関する問題

レビー小体型認知症では、パーキンソン症状や、注意力・覚醒の変動に伴った認知機能の日内変動、視空間認知障害、ドーパミン不足による咽頭反射障害、自律神経症状(消化管自律運動障害、食後低血圧など)等の影響により、摂食嚥下に関する問題が生じることがあります。

レビー小体型認知症における摂食嚥下に関する問題と、その対応方法を表3-2-3に示します。

前頭側頭型認知症

特徴

前頭側頭型認知症(FTD；Major Frontotemporal Neurocognitive Disorder)では前頭葉と側頭葉が萎縮するため、初期より脱抑制や社会的逸脱行動[*7]が目立ち、同時にうつ、自発性の低下などの陰性症状も出現します。アルツハイマー型認知症と異なり、記憶力や時・場所の見当識は比較的保たれます。若年性認知症に多くみられます。抗認知症薬の効果は乏しく、平均生存期間は短いといわれています。

前頭側頭型認知症で障害される大脳部位を図3-2-10に示します。

*7 状況に対する反応としての衝動や感情を抑えることが不能になった状態。外的な刺激に対して衝動的に反応したり、内的な欲求を制御することができず、本能のおもむくままに行動したりする。

症状とその対応(看護)

前頭側頭型認知症の進行経過を図3-2-11に、中核症状と行動・心理症状(BPSD)を図3-2-12に示します。前頭側頭型認知症では、手続き記憶、エピソード記憶、視空間認知能力は保たれます。

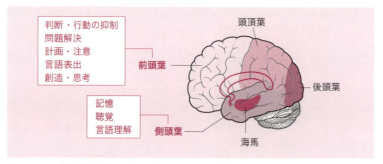

図 3-2-10　前頭側頭型認知症で障害される大脳部位

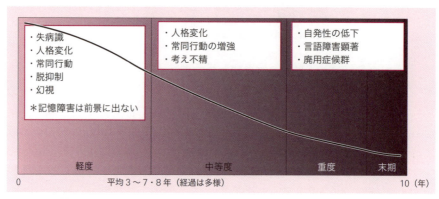

図 3-2-11　前頭側頭型認知症の進行経過

中核症状	・脱抑制：理性や抑制が働かず、思ったらすぐ行動をしてしまう状態 ・常同行動：決まったパターンの行動や言語を繰り返す ・被影響性の亢進：他人や物に影響されやすい →模写がうまい、動作をまねてしまう、など ・考え無精→言葉の理解や注意が悪いため、記憶障害と間違われやすい
行動・心理症状 （BPSD）	・興奮、攻撃性 ・食行動の異常：特定の食品に固執する、甘いものを好んで大量に食べる、など ・自発性の低下、アパシー ・他人への無関心

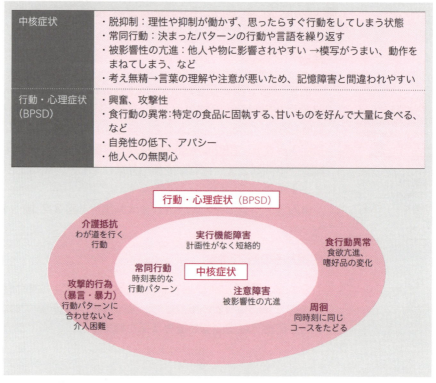

図 3-2-12　前頭側頭型認知症の中核症状と行動・心理症状（BPSD）

表 3-2-4　前頭側頭型認知症における摂食嚥下に関する問題と対応方法

摂食嚥下に関する問題	・むちゃ食いする ・食事の途中で立ち去る ・早食いや口への詰め込みがみられる ・甘いものへ好みが偏る ・特定の料理や食事場所にこだわる ・食品でないものを食べたり、他人の食べ物を取って食べる
対応方法	・手に持って食べる食品の工夫をする（おにぎりにしたり、おかずをのりで巻いてまとめるなど） ・窒息の危険がある場合は、刻み食など安全に摂食できる形態に変更する ・口にため込んで飲み込まないときは、ストローでお茶を飲ませる（吸啜反射の利用） ・手拭きやティッシュペーパーなど、食品以外のものは手の届かない場所に置く ・注意が持続しない場合は、できるだけ静かな部屋で摂食してもらう

1．常同行動、脱抑制的行動

　前頭側頭型認知症では、常同行動、脱抑制的行動などの異常行動が高頻度に出現し、これらの症状は制止したり修正することは難しいため、以下のような対応を行います。
- 迷惑な常同行動が生じる前に、安全で周囲に影響の少ない常同行動に変える。
- 修正が困難な場合は、環境の調整を行う。
- 被影響性の亢進[*8]を利用する。手続き記憶を利用した作業を準備し、必要な道具をセットにして、毎回そのセットで作業を繰り返す。

2．食行動異常

　使用行為（口元に近づけた物を吸おうとする）を利用したり、食事中の見守りを行う。

3．摂食嚥下に関する問題

　著明な性格変化、社会性の喪失や注意転導性の亢進、脱抑制、常同行動、実行機能等の低下により、摂食嚥下に関する問題が出現します。前頭側頭型認知症における摂食嚥下に関する問題と、その対応方法を表3-2-4に示します。

＊8　周囲に影響されやすい状態。外的刺激に対して反射的に反応し、模倣行動や強迫的言語応答がみられる。

参考文献
1) 鈴木みずえ 編：急性期病院で治療を受ける認知症高齢者のケア，日本看護協会出版会，2013.
2) 小川朝生，寺田千幸 編：一般病棟における認知症・せん妄・うつ病患者へのケア，看護技術，59（5），2013.
3) 中島紀恵子 責任編集：新版 認知症の人々の看護，医歯薬出版，2013.

（鈴木弥生）

Part 3-3 認知症による生活障害に対する標準看護計画

認知症の高齢者のアセスメントのポイント

認知症の高齢者をアセスメントするときは、「その人に起こっている問題」や「その人ができないこと」に視点をおくのではなく、「正常に機能していること」や「その人ができていること」に視点をおいて情報をとることが大切です。

高齢者の疾病に伴う身体的な特徴を表 3-3-1 に、認知症の高齢者が抱く心理的な特徴を表 3-3-2 に示します。

標準ケア(行動・心理症状、せん妄の発症を予防するケア)の考え方

認知症の高齢者の様々なストレスから起こる行動・心理症状(BPSD)やせん妄の発症を予防するために、①身体症状、②認知機能、③環境、④生活状況、の順にアセスメントを行い、看護ケアの方向性を明確にして、決定します(図3-3-1)。

大垣市民病院では、NANDA を使用して標準看護計画を立案しています。当院の認知症高齢者に対する標準看護計画を以下に示します。

表 3-3-1　高齢者の疾病に伴う身体的な特徴

- 複数の疾患をもっている
- 症状や徴候が明瞭でなく、自覚症状が出にくい
- 意識障害や一過性のせん妄を起こしやすい
- 薬物の副作用が出現しやすい
- 合併症を起こしやすい
- 基礎疾患のコントロールがくずれやすい

表 3-3-2　認知症の高齢者が抱く心理的な特徴

- 認知症症状が進んでも感情機能は残存する
- 思い出せないことへの不安がある
- できていたことができなくなることにより自尊心が低下している
- 感情のコントロールがつきにくい

(表 3-3-1、表 3-3-2 ともに　田中久美:認知症高齢者の特徴. 田中久美 編:一般病棟における認知症高齢者へのケア, 看護技術, 62(5):24-25, 2016 より改変)

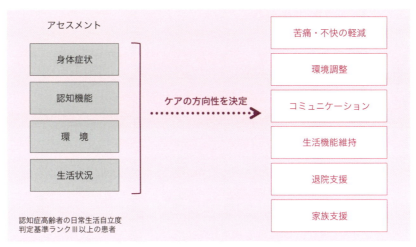

図 3-3-1　標準ケアの概念

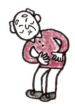

苦痛・不快の軽減（急性疼痛、慢性疼痛、末梢性血管性機能障害［リスク状態］、身体可動性障害［リスク状態］、安楽障害など）

OP（観察計画） フリー項目に追加
- バイタルサイン、検査データ
- 非言語的サイン（表情やしぐさ、落ち着きのなさなど）
- 使用している薬物の副作用の有無
- 中核症状の有無、程度
- 治療によるストレスの有無（持続点滴、ドレーン類の留置、牽引などによる身体固定など）

TP（実施計画） フリー項目に追加
- 日中は可能な範囲でリズムのある生活をつくる。
- スタッフとのかかわりやテレビ・ラジオの使用により適度な刺激を与える。
- 治療によるストレス原因の除去について、医師に相談する（例：点滴の早期終了、夜間の点滴ロック、牽引の除去など）

EP（教育・指導計画）
- 安全対策を患者・家族に指導する。
- 症状が増強する因子について説明する。
- 自覚症状出現時は連絡するよう指導する。

環境調整（状況解釈障害性シンドロームなど）

OP（観察計画）
- 睡眠状況
- 異常行動の有無
- 言動、表情
- 入院前の自立レベルの確認

フリー項目に追加
- 同室者との関係性
- 食事量

TP（実施計画）
- 患者一人ひとりに合ったコミュニケーションを行う。
- 患者と話をするときは肯定的な言い方をする。
- 音楽を聞かせる。　●1日の日課を計画し、実行する。
- 環境を整える（危険物や不要な食物の排除）。
- 所在不明になる事態を予測して、家族の了解を得たうえで、着衣に連絡先を表示しておく。
- 病室の入口にマークを付ける。
- ウロウロしていたら声をかける。歩き回ることを強制的に中止させない。

フリー項目に追加
- 病室にカレンダーや時計を設置する。
- なじみのある物を持参してもらう。
- 24時間リアリティオリエンテーションを行う。
- 足音や器具の音に配慮する。
- トイレや病室の表示は、わかりやすい色や文字の大きさにする（絵で表示することを検討する）。
- 朝はカーテンを開けて日の光を入れる。
- 天気や季節を感じられるように、ベッドの位置を調整する。
- ベッドの高さを可能な限り下まで下げておく。
- ナースコールの位置の表示方法を工夫する。
- ポータブルトイレや車イス、靴などは、本人の希望に合わせて配置する。

EP（教育・指導計画）
- 家族に生活の場を安全に保つ方法について説明する。
- 家族に身体損傷を予防するための方法について説明する。

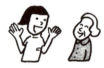

コミュニケーション（言語的コミュニケーション障害など）

OP（観察計画）
- 発語の内容　●会話における指示（命令）に対する反応
- 非言語的表現（表情、動作）　●非言語的指示に対する反応
- コミュニケーションをとろうとする意欲　●見当識障害の有無
- 呼吸困難の有無　●聴力　●視力　●耳垢の有無

フリー項目に追加
- 使用薬物の確認　●生活背景　●出身地（方言など）の確認
- 言葉（単語）の理解

TP（実施計画）
- 補聴器を装着してもらう。　●筆談を行う。
- よく使う語句カードを作成する。　●ジェスチャーを活用する。
- 騒音を少なくして、会話を聞き取りやすくする。
- 会話の機会を多くもち、患者の発語を促すような問いかけを意図的に行う。

- 患者が好んで参加できそうな会話内容を選択する。
- 忍耐強く患者の言葉を理解しようとする態度で臨む。
- ゆっくり時間をかけて会話する。

[フリー項目に追加]
- 会話時に視線を合わせる。　●本人の理解度に合わせた文章の長さで話す。
- 患者の状態のよいときに、よい関係をもつ。
- 会話時に本人の言葉を否定しない。

EP（教育・指導計画）
- 家族に言語以外のコミュニケーションの方法を指導する。
- 家族にあせらずコミュニケーションをとるように指導する。
- 家族に言葉を短く切って話すように指導する。
- 家族に忍耐強く患者の言葉を理解しようとする態度で臨むように指導する。

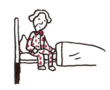

生活機能維持（睡眠パターン混乱など）

OP（観察計画）
- 入院前の睡眠状況、睡眠薬の使用期間、寝つき
- 睡眠に関する患者の訴え　●睡眠障害の有無（寝つき、中途覚醒、早期覚醒）
- 原因因子の特定（身体的、心理的）　●排泄パターン（夜間）

[フリー項目に追加]
- 睡眠パターン　●日中の覚醒状況　●見当識障害の有無
- 注意力障害の有無、程度　●記憶障害の有無、程度

TP（実施計画）
- 効果的な薬物使用について話し合う。
- 患者とともに日中の活動プログラムを立てる。　●患者の訴えを傾聴する。
- 睡眠障害の原因を除去する。　●安楽な体位を工夫する。
- 夜間の排泄回数を少なくするために水分摂取を調整する。
- 入院前に排尿を促す。

[フリー項目に追加]
- 睡眠環境を整える（照明の調整、音への配慮など）。　●日中の活動性を高める。
- サーカディアンリズムを調整する。　●日光浴を行う（できれば午前中）。
- カレンダーや時計を設置して、リアリティオリエンテーションを行う。
- 天気や季節を感じられるように、ベッドの位置を調整する。
- 排便コントロールを行う。
- コミュニケーションの中で外的環境の情報提供を行う。
- 入院前の習慣を利用して、生活リズムの改善につなげる。

EP（教育・指導計画）
- 本人・家族に睡眠障害の原因を説明する。
- 本人・家族に睡眠障害の対策について説明する。

> フリー項目に追加

- 本人に自分のいる場所や今後の治療について説明する。

退院支援・家族支援（家族介護者役割緊張［リスク状態］など）

OP（観察計画）
- 家族がケアに参加することによる患者の反応
- 介護者のケアに対する思い
- 介護者の負担の程度
- 介護者は、協力者や得られる支援の種類を把握し、有効に利用しているか。

> フリー項目に追加

- 患者のADL、I-ADL[*1]
- 患者の認知機能障害の程度
- 介護保険制度における要介護認定の有無
- 社会資源の利用の有無
- 経済的状況
- 認知機能障害に対する家族の理解度
- キーパーソンやサポーターの有無

*1 I-ADLについては p.49 を参照。

TP（実施計画）
- 介護者のリフレッシュ時間の調整
- 介護者が心配に思っていること、怖いと思っていることなどを医療者と話し合う場をつくる。

> フリー項目に追加

- 患者が自分で内服管理が可能かどうかを確認し、必要時には練習を行う。
- 薬物の量を可能な限り減量するように主治医に依頼する。
- 退院後の生活についてシミュレーションを行い、必要なADLやI-ADLを獲得できるように病棟内リハビリテーションを行う。
- 院内デイケアに参加して、離床時間を増やす。
- 介護者の思いに寄り添い、話を聞く。
- 本人の思いを代弁する。
- 退院後の生活について、院外も含めた多職種で話し合う。

EP（教育・指導計画）
- 多職種と連携して、家族に社会資源に関する情報を提供する。

> フリー項目に追加

- 認知機能障害に関する情報や対応方法について、家族に説明する。
- 退院後に家族が医療者に相談するときの窓口について説明する。

行動・心理症状（BPSD）やせん妄発症時のケアの考え方

　標準ケアを行っても、様々な要因により行動・心理症状（BPSD）は起こり得ます。つじつまの合わない言動や、ソワソワするといった前駆症状の後に起こる「幻覚・妄想」「家に帰ろうとする行動（いわゆる帰宅願望）」「歩き回る行動（いわゆる徘徊）」「うつ・アパシー」などが発症した場合は、早期に対応し、悪化しないように看護ケアを展開することが必要です。認知症の予防、発症時、

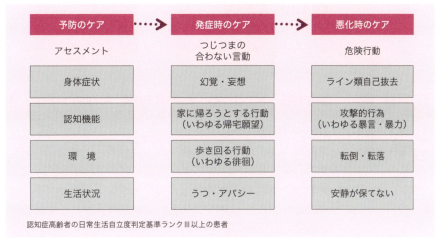

図 3-3-2　認知症の予防、発症時、悪化時のケアの概念

悪化時のケアの概念を図 3-3-2 に示します。
　当院における行動・心理症状やせん妄発症時の標準看護計画を以下に示します。

幻覚・妄想（急性混乱、慢性混乱、思考過程混乱など）

OP（観察計画）
- 睡眠状況　　●興奮状況　　●幻覚の有無　　●意識レベル　　●見当識
- 非言語的サイン（表情やしぐさ、落ち着きのなさなど）

フリー項目に追加
- 使用している薬物の副作用の有無
- 治療によるストレスの有無（持続点滴、ドレーン類の留置、牽引などによる身体固定など）
- 中核症状の有無、程度

TP（実施計画）
- 時間と場所の方向づけを与える。
- 患者に対して1人の人間として敬意を払い、共感的な態度で接する。
- 混乱を起こしていないときに話し合いの機会をもつ。
- 患者を現実に引き戻す方向づけをする。
- 患者の安全を保てる環境をつくる。
- 身体的拘束は行わない方向で見守る。

フリー項目に追加
- 日中は可能な範囲でリズムのある生活をつくる。
- スタッフとのかかわりやテレビ・ラジオの使用により適度な刺激を与える。
- 治療によるストレス原因の除去について、医師に相談する（例：点滴の早期終了、夜間の点滴ロック、牽引の除去など）。

EP（教育・指導計画）
- 混乱を起こしていないときに、薬物の影響について説明する。
- 家族に患者への配慮の仕方を説明する。

家に帰ろうとする行動（いわゆる帰宅願望；身体損傷リスク状態、転倒転落リスク状態など）

OP（観察計画）
- 点滴ルートやドレーン類の挿入の有無
- 生活行動の環境
- 自己抜去危険度アセスメントスコア（p.81 参照）
- 転倒・転落のアセスメント
- ベッドの高さ、ストッパーの位置
- 意識レベル
- 歩行状況
- 睡眠状態
- 排泄パターン

`フリー項目に追加`
- 中核症状の有無、程度
- せん妄の有無
- バイタルサイン
- 身体状況（発熱、倦怠感、疼痛、便秘など）
- 表情や目線
- 使用している薬物の副作用の有無
- 発言の内容（帰宅したい理由や意味、どこに帰りたいか）
- 出現する時間帯や前後の出来事
- 生活習慣（生活歴、趣味など）

TP（実施計画） `フリー項目に追加`
- 帰りたい理由などについて話を聞き、寄り添う。
- 排尿パターンに合わせてトイレに誘導する。
- リアリティオリエンテーションを行う（見慣れた写真、思い出の品、時計、カレンダーなどを使用）。
- 1日の日課を計画し、実行する（生活リズムを整える）。
- サーカディアンリズムを整えるため、午前中に日光浴を行う。
- 30分程度の午睡を計画する（13〜15時の間）。
- お茶を出すなどして、休息を促す。

EP（教育・指導計画）
- 本人・家族に生活リズムを整えることの必要性を説明し、同意を得る。

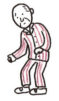

歩き回る行動（いわゆる徘徊；徘徊、身体損傷リスク状態、転倒転落リスク状態など）

患者が歩き回る要因（表3-3-3）を念頭において、看護計画を立案します。

OP（観察計画）
- 行方不明になった回数
- 他人に迷惑をかける行動
- 歩き回る行動をする際の状況
- 転倒・転落のアセスメント

`フリー項目に追加`
- バイタルサイン
- 身体状況（発熱、倦怠感、疼痛、便秘など）
- 見当識障害の程度（時間、場所、人）
- 感覚器系障害の有無
- 認知機能評価（HDS-R[*2]など）
- 中核症状の有無、程度
- ADL

[*2] HDS-R（改訂長谷川式簡易知能評価スケール）についてはp.44を参照。

表 3-3-3 歩き回る行動（いわゆる徘徊）の要因

認知障害によるもの	自分がどこにいるのかわからない、時間がわからないなどの見当識障害のため、状況を正しく把握できず困惑したり、不安に駆られて徘徊してしまう
幻覚・妄想などの精神症状に基づくもの	幻聴や被害妄想などの精神症状から不安感や興奮状態を呈し、徘徊してしまう
身体状況に基づくもの	便秘などの身体症状を言語化できず、徘徊してしまう
欲求によるもの	家族や友人に会いたい、あるいは食べ物を探す、トイレを探すが場所がわからないため徘徊してしまう
無目的なもの	漠然とした不安感があり、自分の居場所を求めて歩き回る
新しい環境に対する不安、不満、違和感などによるもの	施設への入所など、新しい環境に対して慣れていないために不安感などを抱き、徘徊してしまう
過去の生活の中で生活している	過去と現在とを混同してしまい、混乱をきたして徘徊してしまう
常同的なもの	目的はないが、同じ場所を繰り返し歩き続ける

(岡田良子：徘徊．青葉安里 編：老年期痴呆の治療と看護，p.67，南江堂，2002 より許諾を得て抜粋改変し転載)

- 排泄パターン
- 睡眠パターン
- 生活習慣(生活歴、趣味など)
- 使用している薬物の副作用の有無
- 幻覚や妄想など精神症状の有無

TP（実施計画）
- 所在不明になる事態を予測して、家族の了解を得たうえで、着衣に連絡先を表示しておく。
- リアリティオリエンテーションを行う(見慣れた写真、思い出の品、時計、カレンダーなどを使用)。
- 安全な歩行順路を決めて、病室やトイレ、デイルームなどに誘導する。
- 病室の入口にマークを付ける。
- 1日の日課を計画し、実行する。
- 排尿パターンに合わせてトイレに誘導する。
- ウロウロしていたら声をかける。歩き回ることを強制的に中止させない。

フリー項目に追加
- 身体症状がある場合は、症状緩和を行う。
- 病棟で患者本人ができる役割や仕事をつくる。
- サーカディアンリズムを整えるため、午前中に日光浴を行う。
- 30分程度の午睡を計画する(13〜15時の間)。

EP（教育・指導計画）
- 安全な歩行方法や、病室からトイレやデイルームなどへの順路を説明する。
- 転倒・転落のリスクを本人・家族に説明する。

うつ・アパシー（成人気力体力減退）

OP（観察計画）
- 身体機能の衰えの程度　● 認知機能の衰えの程度　● 活動量
- 言動、表情、態度　● 食事量

【フリー項目に追加】
- 身体状況(便秘、脱水、低栄養、低酸素など)
- 使用している薬物の副作用の有無

TP（実施計画）
- 社会的なかかわりを増やす機会を提供する(音楽療法、レクリエーションなど)。
- 好きなことや嫌いなこと、興味、趣味、職歴などの話題を盛り込んだ意味のある役立つ会話をする。
- 患者の身体に接触するときは相手の名前を呼び、自己紹介してからタッチを行う。
- 自分は役に立たない人間だという感情を取り除くように努める。
- 専門医に紹介する。

【フリー項目に追加】
- 1日の日課を計画し、実行する(生活リズムを整える)。
- リアリティオリエンテーションを行う(見慣れた写真、思い出の品、時計、カレンダーなどを使用)。
- サーカディアンリズムを整えるため、午前中に日光浴を行う。
- 30分程度の午睡を計画する(13〜15時の間)。
- 身体状況を整える。

ライン類自己抜去[*3]（「身体損傷リスク状態」チューブ抜去）

OP（観察計画）＊自己抜去危険度アセスメントスコアシート(図3-3-3)使用

【危険度0】
- CAM-ICU[*4]、せん妄スクリーニング・ツール(DST)[*5]、日本語版ニーチャム混乱・錯乱状態スケール(J-NCS)[*6]などでアセスメントを行う。
- 認知症の有無　● チューブの種類　● 挿入部、刺入部の皮膚状態
- 固定の位置や高さ　● 固定テープの種類
- 入院、手術、検査当日の自己抜去の有無　● 患者の言動、表情
- バイタルサイン　● 排泄パターンの観察　● 安静度

【危険度1】
- 生活パターンの観察　● 理解の程度　● 使用薬物の有無

【危険度2】
- 睡眠パターンの観察　● 家族の面会状況　● 意識レベル

【危険度3】
- ICU、救急病棟への入室中・退室後

---

*3 ここではドレーン、チューブ、末梢ライン、CVライン、胃チューブなど、治療上の必要性があり患者の身体に挿入されているものを「ライン類」とする。

*4 Confusion Assessment Method for the Intensive Care Unit. せん妄の診断ツール。ICUでのせん妄評価法として国際的に認められている。

*5 Delirium Screening Tool. 観察形式のせん妄スクリーニング・ツール。A「意識・覚醒・環境認識のレベル(7項目)」、B「認知の変化(2項目)」、C「症状の変動(2項目)」を評価する。p.93-94を参照。

*6 混乱・錯乱状態の初期症状や低活動性のせん妄を把握するスケール。p.48, 50を参照。

分類	危険因子	評価
年齢	1. 65歳以上	2
	2. 9歳以下	3
既往歴	1. せん妄の既往がある	2
	2. 自己抜去の既往がある	3
身体的要因	1. 頭蓋内病変（炎症、外傷、腫瘍、出血、梗塞、感染症など）	3
	2. 全身状態（悪性腫瘍、循環器疾患、代謝性疾患、その他）	3
	3. 薬物・アルコール乱用の既往	3
	4. 視力・聴力障害（各1点）	1・2
	5. 薬物使用中（向精神薬、睡眠導入剤、副腎皮質ステロイド薬、抗けいれん薬、その他）	1
	6. 向精神薬内服1週間以内	3
	7. 鎮静薬減量中	3
	8. 夜間排尿、発熱（各1点）	1・2
	9. 意識レベル（JCS） Ⅲ（1） Ⅱ（2） Ⅰ（3）	1・2・3
	10. 術後3日間	1
	11. 侵襲を伴う検査（同意書が必要）2日間（当日、翌日）	1
	12. ルートを引っ張る	3
精神的要因	1. 認知障害の程度　軽症（2）　中等度以上（3）	2・3
	2. 他者への意思表示ができない	3
	3. 診察・療養上の指示が通じない	3
	4. 昼夜逆転（夜間不眠、昼間傾眠）	3
	5. 錯覚、幻覚、妄想	3
	6. 不穏（帰宅願望を含む）	3
	7. 活動性の変動（多動、徘徊、独語）（各1点）	1・2・3
	8. 不安、恐怖の訴えがある	1
	9. ルート類挿入の苦痛を繰り返し訴える	1
環境的要因	1. 入院、手術、検査当日（いずれかに該当すれば1点）	1
	2. ICU、HCU、NICUからの転床当日〜3日間	3
	3. 拘束【抑制中】	1
	4. 感覚遮断（視覚、聴覚）	1
	5. ベッド上安静	1
	6. ルート類の数（1本ごと　各1点）	

危険度0：4点以下、危険度1：5〜9点、危険度2：10〜19点、危険度3：20点以上

図3-3-3　自己抜去危険度アセスメントスコアシート

（大垣市民病院）

TP（実施計画）
- 観察しやすい環境を工夫する。　●頻回に訪室する。　●環境調整を行う。
- 点滴ルート、チューブ、カテーテル類を固定し直す。
- 身体的拘束を一時解除する。
- 夜間のみミトン型手袋を着用してもらう。日中は身体的拘束を一時解除する。
- 体位変換や処置を行う際は、チューブの位置の確認を行う。
- チューブ類の挿入が多いときは、チューブ類の整理を行う。また、それぞれわかりやすく表示する。
- 治療・処置の終了後は、ライン類はすぐに抜去する。
- ライン類挿入によるかゆみの緩和を図る。　●疼痛コントロールを行う。
- ヘパリンロックを行い、チューブを丸めて弾力包帯やネットで覆う。

フリー項目に追加
- ライン類の挿入の必要性を短い文章で伝える。
- 説明時はゆっくりとした口調で話す（マスクは外す）。
- 書字を用いて説明を行う。
- 点滴を内服薬に代替できないか検討する。
- 24時間点滴が避けられない場合は、入眠中の排泄の促しやオムツ交換は最小限にする。

【危険度1】
- ライン類のルートを工夫する（衣類の中に通す、衣服の袖口を狭くする、背中に隠す、など）。
- 固定の強化を行う。　●生活のリズムをつける。

【危険度2】
- ベッドを4本柵にする。　●室内のベッドの位置を考慮する。
- 患者を観察しやすい（目配りできる）ように、ナースステーションに近い病室に移動させる。
- 離床センサースコアシートに則り、転倒防止コールを利用する。
- 医師の指示により身体的拘束を行う（ミトン型手袋、抑制帯）。
- 持続点滴の場合、点滴時間を考慮する。

【危険度3】
- 患者を観察しやすい（目配りできる）ように、ナースステーションに近い病室に移動させる。
- 医師の指示により処置を行う。

EP（教育・指導計画）
- 点滴ルート、チューブ、カテーテル類の必要性を患者に説明する。
- 予期せぬ形での抜去を予防するため、必要に応じて行動制限を行うことを家族に説明し、同意を得る。
- ライン類の挿入の実施期間や必要性について家族に説明し、理解を得る。
- 家族に、危険行動があれば看護師に知らせるように説明する。

【危険度1】
- 生活リズムを整えることの必要性を説明して、昼間は起きているように促す。

【危険度2】
- 部屋替えの必要性を家族に説明して、同意を得る。
- 場合により家族付き添いの必要があることを説明して、同意を得る。

【危険度3】
- 薬物使用の必要性について家族に説明し、同意を得る。

攻撃的行為（いわゆる暴言・暴力）／ 安静が保てない（急性混乱、思考過程混乱、身体損傷リスク状態など）

OP（観察計画）
- 睡眠状況
- 興奮状況
- 意識レベル
- 見当識障害の程度
- 身体症状（疼痛、便秘、発熱など）
- 感覚器の状態（視力や聴力）

[フリー項目に追加]
- 使用している薬物の副作用の有無
- 動き出す前の行動
- 治療によるストレスの有無（持続点滴、ドレーン類の留置、牽引などによる身体固定など）
- 中核症状の有無、程度
- せん妄の有無

TP（実施計画）
- 混乱を起こしていないときに話し合いの機会をもつ。
- 患者を現実に引き戻す方向づけをする。
- 患者の安全を保てる環境をつくる。
- 身体的拘束は最小限にする。

[フリー項目に追加]
- 視線を合わせ、自分に注意を向けてから話しかける。
- 視覚に訴える（大きい文字で説明文を書くなど）。
- 一度に1つのことを話す。
- 身体症状がある場合は対症療法を行う。
- 日中は可能な範囲でリズムのある生活をつくる。
- 治療によるストレス原因の除去について、医師に相談する（例：点滴の早期終了、夜間の点滴ロック、牽引の除去など）。

EP（教育・指導計画）
- 混乱を起こしていないときに、安静が必要な理由について説明する。
- 家族に患者への配慮の仕方を説明する。

転倒・転落（身体外傷リスク状態、身体損傷リスク状態、転倒リスク状態など）

OP（観察計画）
- 転倒・転落のアセスメント項目（スコアシート）
- 認知障害の有無
- 点滴ルートやドレーン類の挿入の有無
- 生活行動の環境
- ナースコールが押せるか
- 表情
- 睡眠状況

フリー項目に追加
- 排泄パターンの観察
- CAM-ICU、せん妄スクリーニング・ツール、日本語版ニーチャム混乱・錯乱状態スケールなどでアセスメントを行う。
- 使用している薬物の副作用の有無
- 歩行状態の観察（固縮や小刻み歩行の有無など）

TP（実施計画）
- 患者の状態により、ベッド柵を設置する。　　● 低床ベッドにする。
- ナースステーションに近い病室に移動させる。
- 観察しやすい環境を工夫する。
- 頻回に訪室する。
- ミトン型手袋、抑制帯の使用について医師と検討する。
- 環境調整　● ナースコールは使用しやすい位置に設置する。
- 転倒予防ケア
- 夜間のみミトン型手袋を着用する。日中は身体的拘束を一時解除する。
- 家族面会時に身体的拘束を一時解除する。
- 患者の理解度に合わせて説明する。
- トイレについては患者のADLに合わせる。
- 夜間排尿時は覚醒を促し、移動を行う。
- 夜間排尿が予測される場合は、照明の確保をしておく。

フリー項目に追加
- 患者が自分でナースコールを押せないときは、センサー類を設置する。
- 履き物の選択を行う。　　● 緩衝マットを使用して、ケガの予防に努める。
- 転倒リスクの高い薬物を減らせないか、主治医と相談する。
- 活動と休息のバランスを整える。　　● KY（危険予知）ラウンドを行う。

EP（教育・指導計画）
- 転倒の危険性と転倒予防について、患者・家族に説明する。
- 歩行時の歩き方および履き物の選択について、患者・家族に指導する。
- 患者・家族に歩行補助具の正しい使用方法を説明する。
- 患者・家族に薬物の副作用でふらつくことがあることを説明する。
- 患者・家族にミトン型手袋、抑制帯の必要性を説明する。

参考文献
1) 鈴木みずえ：急性期病院でのステップアップ認知症看護，日本看護協会出版会，2016．
2) 鈴木みずえ 編：急性期病院で治療を受ける認知症高齢者のケア，日本看護協会出版会，2013．
3) 小川朝生，寺田千幸 編：一般病棟における認知症・せん妄・うつ病患者へのケア，看護技術，59（5），2013．
4) 中島紀恵子 編：新版 認知症の人々の看護，医歯薬出版，2013．
5) 岡田良子ほか：徘徊．青葉安里 編：老年期痴呆の治療と看護，p.66-68，南江堂，2002．

（鈴木弥生）

Part 3

認知症の人の行動・心理症状(BPSD)に対するケアと看護計画

認知症の人の行動・心理症状(BPSD)とは

　認知症の人の行動・心理症状(BPSD；Behavioral and Psychological Symptoms of Dementia)とは、認知症に伴う行動症状および精神心理学的症状であり、認知症の中核症状に、身体的(Bio-)、心理的(Psycho-)、社会的(Social)要因が加わって二次的に生じるものを指します。1999年、国際老年精神医学会のコンセンサス会議で、BPSD(認知症に伴う行動と心理症状)という用語が定義されました。BPSDは認知症の中等度レベルで最も多くみられます。

　行動症状とは、患者の「行動観察」によって明らかにされる症状で、攻撃的行為(暴言・暴力)、叫声、拒絶、活動障害(歩き回る行動［いわゆる徘徊］、常同行動、無目的な行動、不適切な行動、性的脱抑制など)、食行動の異常(異食、過食、拒食)、焦燥、興奮、アパシーなどがあります。心理症状としては、妄想(もの盗られ妄想、被害妄想、嫉妬妄想など)、幻覚(幻視、幻聴など)、誤認(ここは自分の家でない、配偶者が偽物であるなど)、感情面の障害(抑うつ、不安など)、睡眠覚醒リズム障害(不眠、レム睡眠行動障害、昼夜逆転など)等があります(表3-4-1)。

　BPSDは種々の介入により修正が可能であり、修正不能な中核症状とは区別します。BPSDの対処としては、症状を悪化させないような環境調整(表3-4-2)が重要です。また、BPSDは「患者と介護者との関係障害」を引き起こすので、その成因の理解や正しい対応が必要です。介護者にとっては迷惑行為であっても、本人にとっては何らかの合目的な理由があります。一方、似たような症状を示すせん妄では、その行為に目的や理由はないことが多いです。

表3-4-1　認知症の人の行動・心理症状(BPSD)の種類

	Group I 厄介で対処の難しい症状	Group II やや処置に悩まされる症状	Group III 比較的処置しやすい症状
行動症状	身体的攻撃性、歩き回る行動(いわゆる徘徊)	焦燥、社会通念上不適切な行動、性的脱抑制、叫声	泣き叫ぶ、暴言、アパシー、付きまとい
心理症状	妄想、幻覚、抑うつ気分、不眠、不安	誤認	

(国際老年精神医学会：BPSD痴呆の行動と心理症状, p.29, アルタ出版, 2005より改変)

表 3-4-2　認知症の人の行動・心理症状（BPSD）を悪化させない環境調整

❶ストレスがなく、一定していて、安心できる（なじみのある）環境
❷怖い人（怒る人）がいない
❸自尊心を傷つけられない
❹何かをするときに干渉されない（間違いや失敗を訂正されない）
❺自由に自分のペースで行動できる（急かされない）
❻なじみの場所である、周囲になじみのもの（昔からあるもの）がある
❼知っている人がいる
❽静かで刺激的ではない、いつも一定な環境
❾自分の存在感を感じることができる（役割がある）
❿不安がなく、ぐっすり睡眠がとれる

行動・心理症状の各症状の評価と看護計画

*1　p.83 も参照。

物や人などに身体的な抵抗を示す[*1]（攻撃的行為、いわゆる暴力）

1．症状と評価

患者の言動のうち、身体的なものに相当する、叩く、押す、引っ掻く、蹴る、噛みつく、つかむ、物を投げる、などの行動を指します。

評価のポイント
❶その行為は、計画的なものか、衝動的なものかを確認する。
❷その行為の引き金となる行為は何か、両者の共通点は何か、振り返りを行う。
❸その行為の原因はケアによるものではないか、ケアが痛みや不快を与えていないか、確認する。
❹身体的な不調（痛み、便秘、発熱、脱水、尿閉、不眠、空腹など）が関係していないか、確認する。
❺内服薬による影響がないか、病棟薬剤師に確認する。

2．看護計画

認知症の人は、見当識障害のために時間や場所を認識できていない場合があり、一方的にケアを受けると、不安が強い状態になっていることがあります。無理に行動を阻止しようと押さえつけたり、大声をあげたりすると、余計に興奮・混乱を招く恐れがあります。そのため、無理に説得しようとしたり押さえつけたりすることはせず、患者の安全の確保ができていれば、一度退室して違うスタッフが対応したり(部屋に入るときは必ず名乗る)、落ち着けるような環境づくりを行います(図3-4-1)。

興奮状態が強くて収まらない場合は、医師の指示のもと、薬物を使用します。また、興奮状態にあるときは、看護師は１人だけでなく複数名で対応し、スタッフの安全を確保できるようにします。

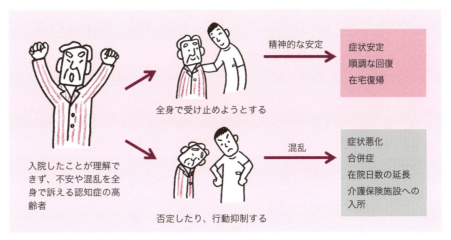

図 3-4-1　認知症の高齢者にみられる攻撃的行為への対応

*2　p.78も参照。

歩き回る行動（いわゆる徘徊）*2

1．症状と評価

どこともなく歩き回ったり、ぶらぶらしている行動を指します。

【 評価のポイント 】
❶歩き回る行動が発生する時間帯や環境を確認し、評価する。
❷バイタルサインの異常や外傷の有無など、身体状況を確認する（特に疼痛の有無の確認が重要）。
❸歩き回ることは、本人にとって目的があるものなのか、あるいは無目的なのかを観察する。

2．看護計画

前頭側頭型認知症の場合は、常同行動という症状のために歩き回っていることが多いです。いつも決まったルートを歩くため、見守りを行います。

歩き回る理由が、目的のある、解決できること（トイレを探して歩く、電話を探して歩く、どこにいるのか不安で歩くなど）であれば、問題解決の支援を行います。目的はなく、不快な思い（暑い、寒い、明るい、うるさいなど）のために歩き回っている場合は、ベッド周囲の環境調整を行います。

歩き回る頻度が多く、離院・離棟してしまう危険性がある場合は、スタッフ内で情報共有するとともに、患者に特徴となるものを身につけてもらう（履き物の色を決まったものにする、カーディガンを羽織るなど）と、万一、離院・離棟してしまった場合でも周囲に情報提供をしやすくなります。

身体的苦痛によって歩き回っているのであれば、鎮痛薬や氷枕などで苦痛緩和のケアを行います。患者の不安感が強い場合には、訴えをゆっくりと傾聴し、笑顔でコミュニケーションを図り、不安を取り除くケアを行います。また、「一緒にお茶を飲みに行きましょう」など、場面転換をする声かけを行い、ベッドへ誘導していきます。

*3 p.78も参照。

家に帰ろうとする行動／「家に帰る」と訴える行動(いわゆる帰宅願望)*3

1．症状と評価

「帰ります」と言って、帰宅を繰り返し要求したり、外へ出ていこうとする行動をとります。特に夕方の時間帯によくみられます。

【 評価のポイント 】
❶出現しやすい時間帯や、出現頻度、興奮の程度はどうか、確認する。
❷意識状態の変化はないか、日頃の状態と大きく変化していないか、確認する。
❸身体の調子はどうか、便秘や発熱、疼痛はないか、薬物の影響はないか、確認する。
❹自分のいる場所がわかっているかや、妄想や誤認の有無を確認する。

2．看護計画

いわゆる帰宅願望の症状が出現しているときには、患者を取り囲まないように少人数のスタッフで対応します。患者の話をしっかり聞き、その気持ちに寄り添うようにします。話を聞かずに無理に部屋に誘導しようとしても悪循環になるため、患者の思いを汲んだかかわりをもつようにしましょう。会うたびに笑顔で声をかけて、ここは安心して過ごしてよい場所であると感じてもらえるように心がけます。

また、家に帰ろうとする行動は身体的苦痛(疼痛、掻痒感、便秘、頻尿、残尿感、空腹感など)によって生じているのではないか、アセスメントします。

入院時から患者の生活リズムを把握し、なるべく患者の生活リズムに合ったケア介入を行っていきます。病室が安心できる居場所となるよう、自宅で使用していた時計など、患者がふだんから慣れ親しんでいる物を家族に持ってきてもらうとよいでしょう。

昼夜逆転

1．症状と評価

睡眠・覚醒のリズムが意図的でなく逆転してしまい、昼に寝て、夜に起きている状態です。

【 評価のポイント 】
❶見当識はあるか、確認する(単なる不眠か、夜間せん妄かの判断、夜間の睡眠状況の確認)。
❷環境は適切か、確認する(騒音の有無、病室の温度調節、照明の確認)。

❸バイタルサインの異常や外傷の有無など、身体状況を確認する（特に疼痛の有無の確認が重要）。
❹除去可能なカテーテルやライン類はないか、確認し、評価する。

2．看護計画

　家族から患者の入院前の生活リズムについて情報を入手し、入院中も生活パターンがなるべく入院前と同じになるように、リハビリテーションの時間やケアの時間を調整します。夜間の睡眠時間が確保できるように、断眠となる要因（オムツ交換、頻尿、点滴交換など）がないか、検討します。身体的苦痛（疼痛、搔痒感、脱水、栄養バランスなど）の有無についてもアセスメントを行います。

　さらに、患者が不快に感じるような環境（室温、騒音、照明など）ではないかを確認し、必要であれば調整を行います。

　また、睡眠導入剤の使用は適切か、昼間に過鎮静状態になっていないか、他の薬物で昼夜逆転の要因になるものはないかなどについて、薬剤師と検討します。

　夜間覚醒時における転倒・転落の予防策を立てておくことも必要です。不必要な身体的拘束は行わないように心がけます。

*4 　p.80も参照。

アパシー（意欲の低下）*4

1．症状と評価

　日常の活動や身の回りのことに興味をなくし、様々な事柄へのかかわりを失う状態です。

【 評価のポイント 】
❶身体的に異常はないか、確認する。
❷うつ病との鑑別を行う。
❸無感情、無欲、無関心の状態ではないか、確認する。

2．看護計画

❶軽症の場合

◉無理なく楽しめる活動をする。
・本人が無理をしなくても、楽しめたり、役割を果たせることに誘う。
・知らなかったことをおぼえるのは難しいため、以前から親しんでいることで、まわりの人のちょっとした促しや手助けがあれば続けられるものはないか、探してみる。

◉はじめは少しずつ行う。
・はじめから欲張らず、本人のペースに合わせて、無理のないものから徐々に活動を増やす。
・「少しずつ、1日に何回も」というやり方が有効。

- ◉1日の日課を計画し、日課表をつくる。
- 変化に対応する能力が低下するため、本人の生活をパターン化し、規則正しい生活をするために、本人と相談して日課表を作成する。
- 日課表に沿って働きかけると、促されなくても自分から活動できる。
- ◉いろいろな誘い方をしてみる。
- 一度誘ってうまくいかなくても、繰り返し誘い続け、一緒に行動する。
- 「おいしいお菓子があります」「お茶を入れました」など、具体的に働きかける。
- ◉人を代えてみる。
- 誘う人を代えてみると、受け入れがよい場合もある。

❷中等度以上
- ◉生活習慣を維持する。
- 洗面、歯磨き、食事、排泄、入浴など、日課としていた生活習慣を崩さないように努める。
- 自分自身でできることは、見守りながらできるだけ自分でやってもらい、そのつど「すっきりしましたね」などと声をかけ、気持ちよさを再認識してもらう。
- ◉身だしなみを整える。
- 男性の整髪、髭剃り、女性の化粧など、自分でできないようならば、スタッフが手伝って整える。
- 服装もきれいに整える。
- ◉根気よく何度も誘う。
- 断られても、「お茶を入れましたから」とか、「一緒に散歩しましょう」というように、何度も誘ってみる。
- 前に誘われたことを忘れていて、応じてくれることもある。渋っていても、人を代えて誘ってみると承知してくれることもある。
- ◉昔のテレビ番組（再放送）を観る。
- 若い頃によく観ていたテレビ番組を一緒に観ることで、会話を引き出すことにつながる。
- ◉活動性を高める働きかけをする。
- あまり動きたがらない理由が、体調不良やケガのせいではないことを確かめたうえで、できるだけベッドから起き出てもらうようにする。
- 歩けるならば、少しでも一緒に散歩に行くようにする。無理ならば、車イスで外出するように働きかける。
- ◉趣味を続けられるようにする。
- 認知症が進行すると、それまで続けていた趣味をやめてしまいがちなので、どこが難しくてやめてしまうのか、そのつまずきのポイントを探して、うまく介助しながら継続する。もしくは、似たようなもので代用するようにする。

(加藤滋代)

Part 3

5 せん妄に対するケア

せん妄とは

　せん妄とは、急激に意識水準が変化した状態です。意識障害、認知機能障害に加えて、様々なストレスから起こる行動・心理(BPSD)に似た症状が出現します。しかし症状は一過性で、回復すれば元の状態に戻ります。
　米国精神医学会の DSM-5 によるせん妄の診断基準[1]を表 3-5-1 に、せん妄の主な症状を図 3-5-1 に、せん妄の発症要因を図 3-5-2 に示します。
　せん妄は過活動性せん妄、低活動性せん妄、混合型せん妄の 3 つの種類に分けられます(表 3-5-2)。
　急性期病院に入院した認知症の患者は、入院後しばらくは静かに過ごしていても、次第に落ち着きがなくなり、同じことを何度も言ったり、興奮したりすることがあります。これはせん妄の前兆です(表 3-5-3)。認知症があると、痛みや苦痛を訴えることができなかったり、痛くても「大丈夫」などと答えてしまうことなどがあるため、せん妄の徴候を見逃しやすく、注意が必要です。

表 3-5-1　せん妄の診断基準(米国精神医学会 DSM-5)

A.	注意の障害(すなわち、注意の方向づけ、集中、維持、転換する能力の低下)および意識の障害(環境に対する見当識の低下)
B.	その障害は短期間の間に出現し(通常数時間〜数日)、もととなる注意および意識水準からの変化を示し、さらに 1 日の経過中で重症度が変動する傾向がある
C.	さらに認知の障害を伴う(例:記憶欠損、失見当識、言語、視空間認知、知覚)
D.	基準 A および C に示す障害は、他の既存の、確定した、または進行中の神経認知障害ではうまく説明されないし、昏睡のような覚醒水準の著しい低下という状況下で起こるものではない
E.	病歴、身体診察、臨床検査所見から、その障害が他の医学的疾患、物質中毒または離脱(すなわち、乱用薬物や医薬品によるもの)、または毒物への曝露、または複数の病因による直接的な生理学的結果により引き起こされたという証拠がある

(American Psychiatric Association 編、日本精神神経学会 日本語版用語監修、髙橋三郎、大野裕監訳:DSM-5 精神疾患の診断・統計マニュアル, p.588, 医学書院, 2014)

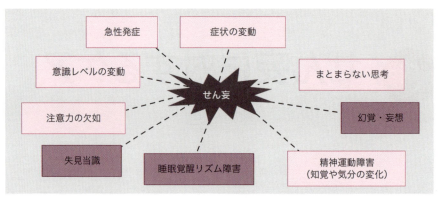

図 3-5-1　せん妄の主な症状

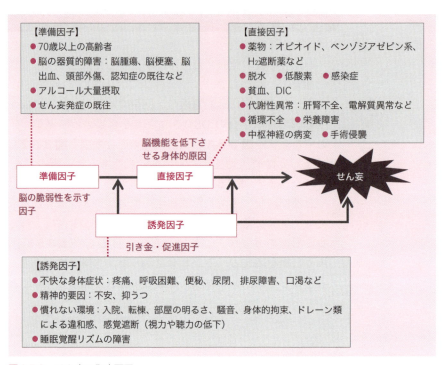

図 3-5-2　せん妄の発症要因
（清川邦子：入院後，高血糖で混乱して認知症の症状を来した高齢患者．鈴木みずえ 編：急性期病院で治療を受ける認知症高齢者のケア，p.93，日本看護協会出版会，2013 を参考に作成）

表 3-5-2　せん妄の種類

過活動性せん妄	●落ち着きがなく、激しく興奮して動き回り、多弁になって会話が止まらない場合がある ●治療を拒絶したり、興奮して動き回る
低活動性せん妄	●日中も傾眠状態で、反応が乏しく、会話も少ない ●発見が遅れるとせん妄が長期化し、治療中の疾患や認知症が悪化する恐れがある
混合型せん妄	●過活動と低活動の状況が交互に起こる ●過活動のときは興奮を示し、低活動のときは昼間もうつらうつらして反応が鈍いなどの状態を、交互に繰り返す

（鈴木みずえ：急性期病院でのステップアップ認知症看護，p.110，日本看護協会出版会，2016）

表 3-5-3 せん妄の前兆（観察ポイント）

行動面	●視線を合わせられず、キョロキョロしている ●ルート類を何度も触ったり、身体を起こす・寝るなどの同じ動作を繰り返す ●周囲の音（例えばテレビ）や看護師の動きに気をとられる ●突然激しく怒り出す（日中は穏やかなのに、夕方や夜になると怒り出す）
会話の状況	●話が回りくどくなる、まとまりがなくなる ●何度も同じことを言ったり、聞いてきたりする ●会話がかみ合わず、質問と別の内容を答えてくる ●夕方になると激しく痛みを訴える、または痛みをまったく訴えない

（鈴木みずえ：急性期病院でのステップアップ認知症看護, p.111, 日本看護協会出版会, 2016）

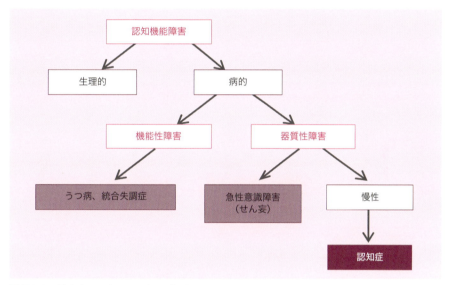

図 3-5-3 せん妄のアセスメントのプロセス
（得居みのり：認知症とは．水谷信子ほか 編：最新 老年看護学 改訂版, p.241, 日本看護協会出版会, 2011）

せん妄ケアの流れ

アセスメント

　せん妄を早期に発見するためには、アセスメントが重要です。アセスメントのプロセスを図 3-5-3 に示します。スクリーニング・ツールを活用して、せん妄の可能性をアセスメントしていきます。

　せん妄スクリーニング・ツール（Delirium Screening Tool；DST）（図 3-5-4）は、「A：意識・覚醒・環境認識のレベル」「B：認知の変化」「C：症状の変動」の3系列から構成されています。それぞれの系列の下位項目が1つでも該当する場合、A→B→Cと進んでチェックを行い、最終系列Cでチェックされた場合に、「せん妄の可能性あり」と評価できます。

せん妄スクリーニング・ツール（DST）

患者ID：＿＿＿＿＿＿＿＿＿　　患者氏名：＿＿＿＿＿＿＿＿（男・女）　　年齢：＿＿＿＿歳

検査日：　　／

A：意識・覚醒・環境認識のレベル

現実感覚
夢と現実の区別がつかなかったり、ものを見間違えたりする。例えば、ゴミ箱がトイレに、寝具や点滴のビンがほかのものに、さらに天井のシミが虫に見えたりするなど
　　①ある　　②なし

睡眠‒覚醒のリズム
日中の居眠りと夜間睡眠障害などにより、昼夜が逆転していたり、あるいは、1日中、明らかな傾眠状態にあり、話しかけてもウトウトしていたりする
　　①ある　　②なし

活動性の低下
話しかけても反応しなかったり、会話や人とのやりとりがおっくうそうに見えたり、視線を避けようとしたりする。一見すると「うつ状態」のように見える
　　①ある　　②なし

妄想
最近新たに始まった妄想（誤った考えを固く信じている状態）がある。例えば、家族や看護師がいじめる、医者に殺されるなどと言ったりする
　　①ある　　②なし

興奮
ソワソワとして落ち着きがなかったり、不安な表情を示したりする。あるいは、点滴を抜いてしまったり、興奮し暴力をふるったりする。時に、鎮静処置を必要とすることがある
　　①ある　　②なし

幻覚
幻覚がある。現実にはない声や音が聞こえる。実在しないものが見える。現実的にはあり得ない、不快な味や臭いを訴える（口がいつもにがい・しぶい、いやな臭いがするなど）。身体に虫が這っているなどと言ったりする
　　①ある　　②なし

気分の変動
涙もろかったり、怒りっぽかったり、焦りやすかったりする。あるいは、実際に泣いたり怒ったりするなど、感情が不安定である
　　①ある　　②なし

B：認知の変化

見当識障害
見当識（時間・場所・人物などに関する認識）障害がある。例えば、昼なのに夜だと思ったり、自分がどこにいるのかわからなくなったりするなど
　　①ある　　②なし

記憶障害
最近、急激に始まった記憶の障害がある。例えば、さっき起こったことも忘れるなど
　　①ある　　②なし

C：症状の変動

現在の精神症状の発症パターン
現在ある精神症状は、数日から数週間前に急激に始まった。あるいは、急激に変化した
　　①ある　　②なし

症状の変動性
現在の精神症状は、1日のうちでも出たり引っ込んだりする。例えば、昼頃は精神症状や問題行動もなく過ごすが、夕方〜夜間にかけて悪化するなど
　　①ある　　②なし

せん妄の可能性あり

図 3-5-4　せん妄スクリーニング・ツール（DST）
（町田いづみほか：せん妄スクリーニング・ツール(DST)の作成，総合病院精神医学，15（2）：150-155，2003 を参考に作成）

予防のためのケアと、発症期・回復期のケア

　せん妄を発症させないようなケアが大切です。せん妄の発症を予防するためのケアを表 3-5-4 に示します。また、入院早期に行う予防ケアから、せん妄の発症期のケア、そして回復期のケアまでの流れを図 3-5-5 に示します。

表 3-5-4　せん妄の予防のためのケア

症状管理	不快症状の緩和	●疼痛：術後疼痛、がん性疼痛、整形外科的疼痛で ADL の障害となり得るもの　→ 疼痛マネジメント ●呼吸困難：肺炎、心不全 　→ 十分な酸素投与、労作性呼吸困難による心負荷の予防 ●口渇：脱水の補正、口腔ケア、飲水励行 ●便秘、排尿障害：排便コントロール、カテーテルの早期抜去を検討 ●倦怠感：十分な休息と安楽な体位調整
環境調整	状況理解の補助・補完、見当識の強化	●適度な照明とわかりやすい標識・表示をする ●時計やカレンダーを見えるところに設置する ●日常会話に場所や日付、時間をさりげなく入れ、見当識をつける ●家人、友人の面会 ●なじみの物を持参してもらい、安心感を促したり、混乱を緩和する
	感覚障害への対応	●補聴器、メガネ、入れ歯の装着
	快適な環境	●ルート類を見えない位置、手に触れにくい場所に整理する ●ルート類の挿入は最小限にする（夜間点滴の中止、オムツ尿測への変更など） ●夜間は足元を明るくする
	活動性の維持	●可能な限り早期離床を促し、可動域の運動を実施する ●日中起きていられるような環境を整える（頭部ヘッドアップ、座位、好みのテレビ番組の視聴、音楽鑑賞、面会、作業療法など） ●リハビリテーションの開始
	睡眠覚醒リズム維持	●日中は明るく、夜間は足元がわかる程度の照明をつける ●夜間の不快な音を減らす ●睡眠中の処置やケアは避ける（巡視時間の検討） ●夜間頻尿につながるような連続した輸液や利尿薬の使用は避ける ●薬物：ベンゾジアゼピン系薬物の多剤併用は注意（処方を見直す）

（柴田明日香：せん妄．田中久美 編：一般病棟における認知症高齢者へのケア，看護技術，62（5）：92，2016 より改変）

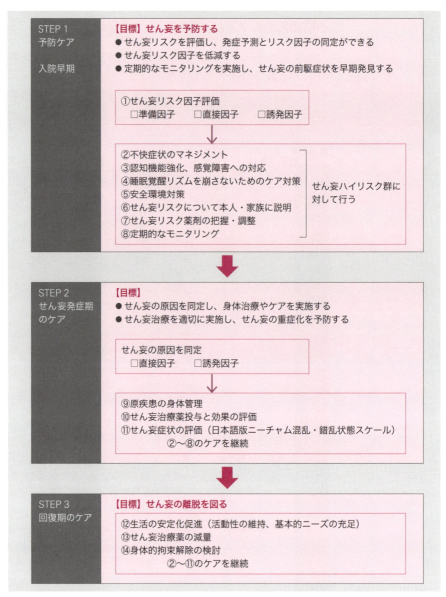

図 3-5-5　入院早期からせん妄の発症期、回復期までのせん妄ケアの流れ
（柴田明日香：せん妄．田中久美　編：一般病棟における認知症高齢者へのケア，看護技術，62（5）：91, 2016 より改変）

参考文献
1) 鈴木みずえ 編：急性期病院で治療を受ける認知症高齢者のケア，日本看護協会出版会，2013.
2) 小川朝生, 寺田千幸 編：一般病棟における認知症・せん妄・うつ病患者へのケア，看護技術，59（5），2013.
3) 水谷信子ほか 編：最新 老年看護学 改訂版，日本看護協会出版会，2011.
4) 一瀬邦弘ほか 監修：せん妄―すぐに見つけて！すぐに対応！，照林社，2002.
5) 中島紀惠子 編：新版 認知症の人々の看護，医歯薬出版，2013.
6) 田中久美 編：一般病棟における認知症高齢者へのケア，看護技術，62（5），2016.

（鈴木弥生）

Part 3

6 身体的拘束の廃止・解除のための取り組み

身体的拘束の弊害

　「何だろう、何かついてる」「かゆいなぁ」「うっとうしいなぁ」「トイレどこかなぁ」──これは、いつの間にか臥床状態になり、ライン類に囲まれた認知症患者の心理状態の1つです。そのような心理状態の後、患者は、そのライン類を触る、皮膚を掻く、ライン類を取り除く、立位不安定にもかかわらず歩く、などの行動をとるかもしれません。そうしたとき、私たち看護師はどのような行動をとるでしょうか？ 看護を提供していますか？ すぐに制止するようならば、それは看護とはいえないかもしれません。

　すでに述べられているように、相手は認知機能低下を生じている人です。看護師は、患者(認知症の人)の認知機能をアセスメントして、どのような「もてる力(残存能力)」があるのか、どの部分が障害されているのかを把握することが必要です。そのうえで、本人のもてる力を維持し、障害されている部分を補って、日常生活への支障を少なくするようにケアを考え、提供していくことが求められます。

　身体的拘束を行い、その人のもてる力を奪ってしまえば、入院して心身の改善を図るどころか、弊害(表3-6-1)が生じるばかりです。「身体拘束ゼロの実践に伴う課題に関する調査研究事業報告書」では、「身体拘束11行為のうち1つ以上を『行うことがある』と回答した病棟・施設は、医療保険適用病床で90％以上、介護療養型医療施設で85％」とされています[1]。ライン類の自己抜去、手の動作による行動(掻きむしり、弄便・不潔行為、脱衣やオムツ外しの動作)、転落の恐れなどがあると、身体的拘束禁止の対象となる具体的な行為11項目(表3-6-2)の拘束が実施される頻度が高くなります。拘束内容としては、ライン類の自己抜去におけるミトン型手袋などの着用、手の動作による行動に対するミトン型手袋や介護衣(つなぎ服)の着用、転落の恐れに対してベッドの四方を柵・壁で囲うなどの行為が行われている現状が報告されています[2]。

　身体的拘束がもたらす弊害として、まず第一に、相手の人間としての尊厳を傷つけることがあげられます。看護師が患者の身体を守ろうとして行うことが、知らないうちにその人の心を傷つける可能性があるのです。また、その人を大切に想っている人たちをも傷つけていきます。身体的拘束をする目的が何であ

表 3-6-1　身体的拘束がもたらす弊害

精神的弊害	自尊心の侵害、抑うつ、興奮状態の悪化、認知機能低下、せん妄、家族・看護師の自責の念や無力感
身体的弊害	拘束部位の機能不全、長期臥床による筋力低下、圧迫部位の循環障害や神経障害、易感染状態、拘束具による事故、本人が拘束具を取り除こうとする行動に起因した事故
社会的弊害	入院期間の長期化、在宅復帰後の QOL 低下、施設への不信感

表 3-6-2　身体的拘束禁止の対象となる具体的な行為

❶徘徊しないように、車いすやいす、ベッドに体幹や四肢をひも等で縛る
❷転落しないように、ベッドに体幹や四肢をひも等で縛る
❸自分で降りられないように、ベッドを柵（サイドレール）で囲む
❹点滴・経管栄養等のチューブを抜かないように、四肢をひも等で縛る
❺点滴・経管栄養等のチューブを抜かないように、または皮膚をかきむしらないように、手指の機能を制限するミトン型の手袋等をつける
❻車いすやいすからずり落ちたり、立ち上がったりしないように、Y字型拘束帯や腰ベルト、車いすテーブルをつける
❼立ち上がる能力のある人の立ち上がりを妨げるようないすを使用する
❽脱衣やおむつはずしを制限するために、介護衣（つなぎ服）を着せる
❾他人への迷惑行為を防ぐために、ベッドなどに体幹や四肢をひも等で縛る
❿行動を落ち着かせるために、向精神薬を過剰に服用させる
⓫自分の意思で開けることのできない居室等に隔離する

(厚生労働省「身体拘束ゼロ作戦推進会議」：身体拘束ゼロへの手引き―高齢者ケアに関わるすべての人に，p.7, 2001)

るか、本当に回避することはできないのかについて、看護師は慎重に判断する必要があります。

　以下では、患者の入院生活における QOL を考慮して、看護師が適切にケアを選択・提供していくための、身体的拘束の廃止・解除に向けた取り組みについて記します。

身体的拘束の定義と概要

身体的拘束の定義

　身体的拘束とは、「衣類又は綿入り帯等を使用して、一時的に当該患者の身体を拘束し、その運動を抑制する行動の制限をいう」[3]と定義されています。

身体的拘束の概要

　身体的拘束をされている患者の主だった特徴を表 3-6-3 に、身体拘束具の種類・方法を表 3-6-4 に示します。
　また、身体的拘束をする前に施設として必ず行うことを表 3-6-5 に、看護師として必ず行うことを表 3-6-6 に示します。

表 3-6-3　身体的拘束をされている患者の主だった特徴

- ライン類の処置が必要だが、抜去してしまう、もしくは可能性がある
- 安全な体動がとれない
- 他者・自身に害を加える、もしくは可能性がある
- 治療・検査の際に鎮静が不可欠
- せん妄状態
- 尿・便失禁後の処理能力低下が著しい
- 異食の可能性がある

表 3-6-4　身体拘束具の種類・方法

- 介護衣（つなぎ）
- ミトン型手袋（ビーズ入りやクッション入りなど、種類は多様）
- 抑制帯（四肢抑制、腰抑制、肩抑制）
- Y字ベルト
- ベッド柵
- 車イステーブル
- 保護室

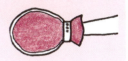

表 3-6-5　身体的拘束をする前に施設として必ず行うこと

❶ トップが決意し、施設や病院が一丸となって取り組む
❷ みんなで議論し、共通の意識をもつ
❸ まず、身体拘束を必要としない状態の実現をめざす
❹ 事故の起きない環境を整備し、柔軟な応援態勢を確保する
❺ 常に代替的な方法を考え、身体拘束するケースは極めて限定的に

（厚生労働省「身体拘束ゼロ作戦推進会議」：身体拘束ゼロへの手引き―高齢者ケアに関わるすべての人に, p.10, 12, 2001）

表 3-6-6　身体的拘束をする前に看護師として必ず行うこと

❶ 中核症状、行動・心理症状をアセスメントして、行動・心理症状を予防するケアを行う
　・身体的拘束が必要とされるような行動が観察されたら、その行動を誘発する原因（身体的・心理的・治療的要因）を多職種で考える
　・誘発原因の除去や軽減を図るため、多職種協働でアプローチする
　・基本的ケアを十分に行い、対象者が陰性感情を抱かないような生活環境を提供する
❷ 患者本人とその周囲の人への生命の危険性を評価する
❸ 患者が施設を退院・退所した後の姿を考えた、よりよいケアを提供する

身体的拘束の手順と解除の流れ

身体的拘束の実施

やむを得ず身体的拘束を行う場合でも、「切迫性」「非代替性」「一時性」の3つの要件をすべて満たしていることが必要です（表3-6-7）[4]。

身体的拘束の実施にあたっては、1人の判断ではなく、施設での取り決め・手続きに従って、以下の手順で複数のスタッフで判断します。[*1]

- 「身体的拘束廃止委員会」など組織において位置づけられている多職種から成るメンバーで検討され、決められた、施設の身体的拘束の方針（図3-6-1）や手続きなど、施設に周知されている内容を確認する。
- 患者本人と家族に、身体的拘束についての十分な説明を行い、同意を得る（図3-6-2）。
- 身体的拘束による弊害を予防するために、十分な観察を行う。

*1　身体拘束基準スコアシートの活用に関しては参考文献1, 2）を参照。

身体的拘束の際の記録と、解除・軽減に向けた検討

身体的拘束を行った場合は、記録をとることが必須です。記録する内容を表3-6-8に、記録の例を図3-6-3に示します。

表3-6-7　身体的拘束を行う際に満たしていることが必要な3つの要件

❶切迫性：利用者本人または他の利用者等の生命または身体が危険にさらされる可能性が著しく高いこと
❷非代替性：身体拘束その他の行動制限を行う以外に代替する介護方法がないこと
❸一時性：身体拘束その他の行動制限が一時的なものであること

（厚生労働省「身体拘束ゼロ作戦推進会議」：身体拘束ゼロへの手引き―高齢者ケアに関わるすべての人に，p.22, 2001）

表3-6-8　身体的拘束を行ったときに記録する内容

- 緊急なやむを得ない状況
- 身体的拘束の具体的な方法、実施時間
- 身体的拘束をされた患者の心身の状況
 （観察すべきこと：身体的拘束時の精神状態、拘束具による外傷の有無、拘束部位の痛み・しびれ感・冷感・皮膚色・末梢脈拍触知）

◆◆◆病院の身体的拘束に関する考え方

　当院は日頃より患者さんの安全を確保し、事故防止に努めております。しかし、患者さんによりましては入院による環境の変化や、病気による様々な障害・高齢化による身体・認知機能低下により、治療が円滑に行えない、転倒・転落を招く行動、自傷・他害などの危険な行動がみられることがあります。その場合、患者さんの安全を確保するため、やむを得ず一時的に身体を拘束させていただくことがあります。また、ご家族の方に付き添いなどご協力をお願いすることがありますので、ご理解をお願いします。

Ⅰ．身体的拘束をする場合は

1　まずは患者さんの行動の原因を検討し、身体的拘束をしない方法を多職種（医師や薬剤師、看護師、理学療法士、作業療法士など）で実施します。そのうえで、本人または他の患者さんなどの生命または身体が危険にさらされる可能性が著しく高く、身体的拘束以外に安全を確保する方法がないと判断された場合、本人やご家族の方と話し合い、一時的に身体的拘束を実施します。
2　身体的拘束の方法には、4点柵、腰抑制、両手足抑制、片手足抑制、車イス乗車時の安全ベルト、介護衣（つなぎ服）、ミトンなどがあります。身体的拘束せざるを得ないとしても、必要最低限の苦痛の少ない方法を選択します。
3　実際に身体的拘束を行う際、ご家族の方が不在時には、電話などで説明させていただきます。深夜や連絡がとれないなどの事情により、説明が後になることがあります。
4　身体的拘束が行われた場合、身体の弊害として関節の拘縮・褥瘡の発生など、精神の弊害として怒りや混乱・不安・意欲低下などが生じる可能性があります。弊害を最小限に抑えるために頻回な観察をすること、早期解除に向けて取り組むこと、また解除できる時間を設けて、発生を予防していきます。

Ⅱ．身体的拘束廃止のための対策

1　身体的拘束廃止委員会を定期的に開催し、全職員が身体的拘束廃止に意識して取り組みます。
2　身体的拘束廃止に関する研修への参加と院内での勉強会を継続的に行い、積極的に職員のケアの質を高めていきます。

※不明な点や不安な点などございましたら、医師・スタッフにおたずねください。

◆◆◆病院　身体的拘束廃止委員会

図3-6-1　施設の身体的拘束廃止に対する考え方の説明書（例）

　また、**身体的拘束を解除・軽減できないかを毎日検討します**。日々のケアの中で、身体的拘束が必要な理由や、身体的拘束につながる行動が発生する理由を常に分析・検討し、個々の原因を取り除くための工夫や取り組みを考えて、実行することが大切です。
　身体的拘束の解除に向けた多職種でのカンファレンスを最低週1回行い、内容を評価して、記録に残します（図3-6-4）。
　身体的拘束廃止に向けての施設運営の流れを**表3-6-9**に示します。

身体的拘束に関する同意書

○○○○様 また ご家族の方へ

1 ○○○○様は下記の3つの状態すべてを満たしています。

　本人・また他者の安全な入院生活が必要であり、やむを得ず、最小限の身体的拘束を行います。3つの状態を1つでも満たさない状態時は、早急に身体的拘束を中止することをお約束いたします。

記

　①生命または身体が危険にさらされる可能性が著しく高い（切迫性）
　②身体的拘束などの行動制限を行う以外に他の方法がみつからない（非代替性）
　③身体的拘束やその他の行動制限が一時的である（一時性）

2 身体的拘束を行う目的（拘束をせざるを得ない具体的状況から、身体的拘束することで可能とされる内容）
　（＿＿＿＿＿＿＿＿＿＿＿＿＿＿＿＿＿＿＿＿＿＿＿＿＿＿＿＿＿＿＿＿＿＿＿＿＿＿）

3 身体的拘束の方法
　①拘束部位
　　□両手両足　□両手　□片手（　）　□両足　□片足（　）　□腰　□肩
　②拘束に使用する道具・種類
　　□抑制帯　□ミトン型の手袋　□介護衣（つなぎ服）　□車イスＹ字ベルト
　　□車イステーブル　□4点柵　□その他（　　　　　　　　　　　　）
　③拘束開始日時と解除予定日時の期間・時間帯
　　期間：（　）年（　）月（　）日（　）時（　）分～（　）年（　）月（　）日（　）時（　）分
　　時間：□期間中24時間継続　□夜間のみ　□検査や処置の時　□家族・ケア者不在時

4 身体的拘束による弊害
　①自尊心の侵害や抑うつ・興奮状態の悪化・意欲低下など精神症状を起こす可能性があります。
　②行動を制限することによる関節拘縮や筋力低下、拘束具による擦傷や圧迫による痛みやしびれなどが生じる可能性があります。
　③入院生活が長期化する可能性があり、その後の生活にも影響する可能性があります。

5 身体的拘束解除に向けてご本人への取り組み
　①上記の3つの要件をすべて満たしているか観察を行っていきます。
　②一時的でも解除できる時間を検討し、全面解除できるように努力していきます。
　③身体的拘束による弊害が生じていないか十分に観察していきます。
　④必要に応じて、家族の方の付き添いをお願いすることがあります。

上記の説明実施　（　）年（　）月（　）日

　　医師名＿＿＿＿＿＿＿＿＿＿　　説明者＿＿＿＿＿＿＿＿＿＿

　　※（本人もしくはご家族の方）上記内容の説明を受け、同意します。

　　　　患者氏名＿＿＿＿＿＿＿＿＿＿　同意者氏名＿＿＿＿＿＿＿＿＿＿（続柄　　）

図 3-6-2　身体的拘束に関する同意書（例）

山田 太郎 様
病名：脱水、心不全、貧血、アルツハイマー型認知症（FAST 5）、低栄養　　　入院前の居所：在宅

日時	項目	記録
1月4日 4:12 入院 3日目	転倒リスク	S：「家に帰らんと」「あんたは誰だ」 O：ベッドからの起き上がりが頻回であり、治療としてベッドでの休息の必要性を説明するが、酸素・点滴をしたまま部屋の中で立ち上がっていたり、しゃがんでいる。歩行は不安定。会話時に聞き返しがある。夜間だけで点滴の抜去が2回。また、酸素マスクが外れ、SpO_2 も80％まで低下し、両手にチアノーゼ・冷感を生じている。 A：記憶障害・見当識障害があり、治療の必要性と入院していることを忘れて理解ができずに、治療への協力を得にくい。貧血、心不全もあり、酸素治療は必須。また臥床状態での筋力低下、低栄養での体力不足による歩行不安定なことにより、転倒リスクがある。 P：医師に安静度の確認→車イス乗車可。車イスに乗車して、スタッフと行動する。 　：日中PTと情報交換して、病棟でできるリハビリを確認。 　：NSTで栄養面フォロー。 　：転倒リスクへの対応→ベッドを低床にして、センサーマット、転落衝撃吸収マットを使用。 （担当：佐藤）
6:05	車イスベルト開始	S：「迎えはまだか」 O：車イス乗車をして酸素・点滴を実施。酸素は時々外すが、声をかけ、スタッフが酸素マスクをかけることで、SpO_2 を維持し、チアノーゼが出ることなく過ごすことができた。ただ、車イスからの立ち上がり、歩行しようとする動作がある。 A：歩行不安定で転倒リスクがあるが、病棟が朝食や処置の時間で見守りも十分にできない。医師・他のスタッフとの身体的拘束の検討が必要。 　・一時性：見守りができない時間のみ。 　・切迫性：酸素療法が必要であり、さらに転倒リスクがある。 　・非代替性：現状況では、見守りできるスタッフ・家族はおらず、ほかに治療を安全に実施できる手段がみつからない。 P：他のスタッフと相談して医師に報告後、本人説明のうえ、一時的に車イスベルトを開始する。 　：家族に電話で状況を報告し、身体的拘束の了解を得る。 　　→本日、午前中に家族面会予定のため、身体的拘束の同意書をいただく。 　：早期に身体的拘束の解除を目指すが、1時間おきの本人の状態確認を行う。（担当：佐藤）
7:00	身体的拘束の観察・解除	S：「ご飯はまだか」「これが邪魔だ」「包丁持ってこい」 O：車イスベルトを引っ張っている。ベルトでの腹部圧迫はなく、下肢を動かして病棟内を歩き回っている。座位強制となっているが、臀部の痛みの訴えはない。いったん車イスベルトを外し、声かけで立位保持を確認。歩行は不安定。表情は険しく、酸素マスクを外しており、顔色不良で、大声で訴えがある。SpO_2 85％、R 25回/分、足趾チアノーゼがある。酸素マスク再開後 SpO_2 97％へ。 A：車イスベルトでの身体損傷はないが、身体的拘束の理由が理解できず興奮している様子。そのつど、説明をすれば治療や処置への協力が得られることから、難聴と記憶障害に対して工夫が必要。 　：現在絶飲食だが、制限があることがストレスと考え、制限緩和が可能か医師に確認して、本人の空腹感にも対応していきたい。 P：他のスタッフと相談して、早番スタッフ出勤のため車イスベルトを中止して、早番スタッフの見守りのもとで酸素療法を継続。酸素マスクの治療が必要なことを示したイラストを本人に何度も提示する。家族の面会時に補聴器の確認。 　：医師確認にて、500mL/日の飲水と、お楽しみ程度の経口摂取は希望時可。（担当：佐藤）

図 3-6-3　身体的拘束時の記録の例

家族ケア

　身体的拘束を実施している患者の状態を家族に報告して、患者の現状を知っていただく機会をつくります。それとともに、家族ができることを可能な範囲で協力していただき、家族の自責の念や無力感の軽減を図ります。

身体的拘束評価表

No._____

1 患者氏名：○○○○様　　ID_____

2 身体的拘束を行う目的（身体的拘束をせざるを得ない具体的状況から、身体的拘束することで可能とされる内容）
　（_____）

3 身体的拘束の方法
　①拘束部位
　　　□両手両足　□両手　□片手（　）　□両足　□片足（　）　□腰　□肩
　②拘束に使用する道具・種類
　　　□抑制帯　□ミトン型の手袋　□介護衣（つなぎ服）　□車イスＹ字ベルト
　　　□車イステーブル　□４点柵　□その他（　　　　　　　　　　　　　　）
　③拘束開始日時と解除予定日時の期間・時間帯
　　　期間：（　）年（　）月（　）日（　）時（　）分〜（　）年（　）月（　）日（　）時（　）分
　　　時間：□期間中24時間継続　□夜間のみ　□検査や処置の時　□家族・ケア者不在時
　④身体的拘束の説明・同意書の有無
　　　□有　　□無
　⑤各勤務カルテへの該当状況に関する記録
　　　□有　　□無

4 身体的拘束解除に向けた多職種での評価

評価日 （　　　） 評価者	・3つの要件の有無　※すべて満たしている状況ですか？ 　□切迫性…命にかかわる状況ですか？ 　□非代替性…本当に身体的拘束の方法に頼らないといけないものですか？ 　□一時性…中止できる時間はありませんか？
	・二次障害の有無 　□関節拘縮　□血行障害　□皮膚障害　□意欲低下や抑うつ　□興奮状態 　□その他（　　　　　　　　　　　　　　）
	・身体的拘束をせざるを得ない具体的状況 　（　　　　　　　　　　　　　　　　　　　　　　　　　　　　　　　　　　　） ・身体的拘束をせざるを得ない具体的状況がある時間 　□常時　□日中のみ　□夜間のみ　□検査や処置時 　□見守りの目がない時間　□せん妄時　□その他（　　　　　　　　　　）
次回評価日 （　　　　）	・身体的拘束継続の必要性の有無もしくは身体的拘束の方法変更について 　□継続が必要　□継続は不要　□身体的拘束の方法変更が必要（　　　　　　） ・身体的拘束の方法変更として身体的拘束の解除時間の延長が可能か不可能か 　□可能：（　　　　　）時は解除…誰の、どのようなかかわりが必要ですか？ 　□不可能

図 3-6-4　身体的拘束評価表

身体的拘束の解除に向けた具体的ケア

身体的拘束の理由として頻度の高い行動とケアの実際

1. ライン類[*2]や酸素器具の自己抜去

　まず、そのライン類が本当に必要なものか、中止できないか確認します。侵襲性の高い医療処置よりも、比較的安全な医療処置を選択し、提案します。

＊2　ここではチューブ、ドレーン、カテーテルなどを含めてライン類とする。

表 3-6-9　身体的拘束廃止に向けての施設運営の流れ

❶ 身体的拘束廃止委員会・医療安全委員会など（以下、委員会とする）が、自施設の身体的拘束の現状を把握する
❷ 身体的拘束の現状から課題分析を行う
❸ 身体的拘束の課題分析を管理者・フロア責任者などのトップへ周知するとともに、フロアスタッフにも周知を図る
❹ 委員会はフロアのラウンドを行って、身体的拘束解除へのケアを検討する
❺ フロアスタッフは検討されたケアを実施して、身体的拘束をしない時間を設け、解除を行っていく
❻ フロアスタッフはケア内容を評価して、フロア内で情報共有し、統一したケアを実施する
❼ 定期的に委員会を開催して、勉強会や研修会の参加を重ね、施設内でケアのスキルアップを図っていく。また、他のフロアとも身体的拘束解除の成功体験や取り組みの評価を情報共有して、スタッフにフィードバックしていく

❶ CV（中心静脈）カテーテル・DIV（点滴静脈注射）の自己抜去に対するケア

- 水分・栄養・薬物確保の方法にライン類を使用しない代替案がないか、医師・薬剤師・言語聴覚士など多職種で検討し、患者・家族と話し合う。
- 患者に、点滴が必要な状況をこまめに説明する。必要時は、書面にして示したり、点滴部位に文字や絵で示す（図 3-6-5）。
- 支柱や点滴本体・点滴ルートを意識せずに過ごすことができるように、これらを患者の視界に入らない位置に設置する。また、患者が心地よく感じるものやなじみのもの（写真や趣味の道具、クッションやタオルなど）を自宅から持参してもらい、不安感や拒否感の軽減を図る。
- 点滴ルートは、患者が不快感や疑問を抱かない位置に設置する。
- 被覆材の貼付の際は、患者が引きつれ感や疼痛を抱かないように固定する。
- 被覆材により患者が掻痒感を抱いているときは、保護剤を使用したり、他の被覆材に変えることを検討する。
- 刺入部を包帯やストッキネットで保護する。
- 衣類を工夫（家で使用していたYシャツ、ジャージの上着、ももひき、袖・裾端がゴム入りの衣服、ワンピースなど）して、誤ってルートに手が引っかからないようする。
- 覚醒時に点滴ルートの抜去行為があるときは、点滴は入眠しているときにだけ行うようにできないか、検討する。もしくは、家族の面会時間、リハビリテーション時、レクリエーション時など、誰かが見守ることができる環境下で実施できないか、検討する。

❷ NG（経鼻胃管）チューブ・PEG（胃ろう）カテーテルの自己抜去に対するケア

- 患者・家族・看護師は、水分・栄養の摂取方法について十分話し合い、選択する。
- 摂食嚥下訓練を行い、早期にライン類の離脱を図る。
- 支柱、栄養本体、NGチューブが患者の視界に入らないように設置する。
- 固定テープによる掻痒感や、固定方法による引きつれ感や異和感、疼痛などの不快感を抱かせないように固定する。
- 経管栄養はスタッフの見守りのもとで実施する。
- 経管栄養の時間の短縮を図ることができる栄養形態を多職種で検討する。

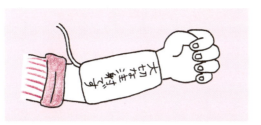

図 3-6-5　患者が点滴チューブに触らないための工夫

- PEGカテーテルの長さを調整したり、ボタン式への変更を検討する。
- PEGカテーテルが引っ張られないように、PEGを固定したり、バスタオルで腹部を保護したりする。
- PEG部の皮膚トラブルがないか観察し、必要時に保湿・軟膏塗布を行う。

❸膀胱留置カテーテルの自己抜去に対するケア
- 尿量測定のためのみで挿入されている場合は、オムツ計測でもよいかを医師に確認して、早期の抜去を試みる。
- 苦痛の少ないカテーテルの種類とサイズを選択して、使用する。
- 疼痛や引っ張り感など、不快感が生じないようにカテーテルを固定する。
- カテーテルが患者の視界に入って、「これは何だろう」と疑問を抱かないように、カテーテルはズボン内を通す。
- 移動動作のある場合は、尿の重さを感じないように尿を早目に破棄する。
- 移動動作があると尿バッグを忘れてしまう場合は、尿バッグを肩から斜めがけにしたり、患者が意識しやすいカバー（家で使っていたトートバッグや、患者になじみのあるマークが入っているものなど）を利用したりする。

❹酸素マスク・カニューレの排除に対するケア
- 疾患の評価を行い、不要時は酸素マスクやカニューレが患者の視界に入らないように片づける。
- できるだけ顔を覆うことがないタイプのものを使用する。
- マスクやカニューレのにおいを患者が不快と感じる場合は、精油や市販の口腔ケア用品を使用したり、重曹で口腔ケアを行って、不快なにおいがこもらないようにする。
- ストラップが当たる耳介にはガーゼを当てるなどして除圧を図り、皮膚トラブルの予防と苦痛の軽減に努める。もしくは、ストラップを耳にかけないなど、固定せずに酸素の投与を行う。

2. 手の動作による行動(かきむしり、排泄で不潔を招く行為、脱衣やオムツ外し)

　これらの行為が身体的拘束の3要件の1つである「切迫性」に当てはまるか、今一度確認します。

❶かきむしりに対するケア
- 掻痒感の原因が、内臓疾患、皮膚疾患、薬物の影響、アレルギーなど患者自身によるものか、外部接触(衣類やテープなど)によるものかを確認する。
- 皮膚の乾燥に対しては、保湿ケアを行う。皮膚トラブルや薬物性やアレルギーによる掻痒感に対しては、清潔を保つだけでなく、必要時に軟膏の塗布

や内服薬・注射により、原因治療や軽減治療を行う。
◉外部接触による掻痒感の場合は、その原因を除去する。誘因となっているのが被覆材など治療に要するものであれば、最小限の大きさにしたり、他の被覆材への変更を試みる。衣類による掻痒感の場合は、衣類の材質を変更したり、患者が家で使用していた衣類を持参してもらう。
◉掻痒部が熱をもっているときは、患者に苦痛のない範囲でクーリングを行う。

❷排泄で不潔を招く行為に対するケア

◉ソワソワして落ち着かない、衣類を触るなど、患者の排泄前の行動から、排泄サインをみつける。
◉排泄パターンを把握して、早めのトイレ誘導やオムツ交換を行う。
◉患者がトイレの位置を認識しやすいように案内表示をする。また、トイレの機能のうち、使う必要がある部分のみ、わかりやすく表示する(図3-6-6)。
◉患者に自分で排泄物の片づけをしたいという気持ちがあれば、その思いに寄り添い、洗浄操作の手順や身体の位置の移動方法などを伝えて、行動を手助けする。
◉患者にオムツに対する嫌悪感がある場合は、尿器や失禁パンツを使用したり、リハビリパンツを使用することを提案する。
◉失禁での皮膚トラブルによる掻痒感がないように、通気性のよい下着を選択し、保清をこまめに行う。
◉下剤や利尿薬の使用中は、腹部不快感や残便感、頻尿の影響を考えて観察していく。

❸脱衣やオムツ外しに対するケア

◉患者にとっての適切な温度・湿度を調整する。
◉心地のよい材質の衣類やオムツに変更する。また、患者が家で着用していた衣類を持参してもらう。
◉他者と交流するときに衣類着用の必要性を感じられるように、アクティビティケアなどの活動に誘う。
◉早めのオムツ交換を行うことで不快感を予防する。また、尿器使用やトイレ誘導を行って、オムツを使用しない方法を検討する。
◉皮膚トラブルが生じないように、予防的に清潔・保湿を心がける。

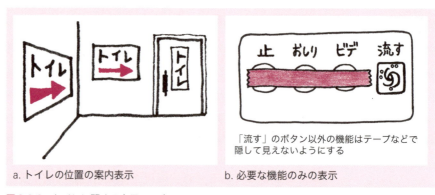

a. トイレの位置の案内表示　　b. 必要な機能のみの表示

図3-6-6　トイレに関する表示の工夫

3. 転倒・転落の恐れが高い場合

患者が、立ち上がる、歩き出す、柵を乗り越える等の行為を行う理由を考え、本人の欲求に応えるケアを提供していきます。

- 過剰な制限は避け、本人のもてる能力を生かしたケアを行う。フロアでできるリハビリテーションを取り入れたり、日常のケアの中で関節を動かすことで、身体機能の低下を予防する。
- 患者の生活リズムを把握して、そのリズムに合わせた生活援助を行う。
- 患者がよく使用するものは、その手の届く範囲に配置する。ナースコールは患者の視界に入る場所に置いておく。遠慮しがちな患者には、看護師が積極的に声かけを行う。
- 長時間の臥床や座位による疼痛が生じないように、除圧したり、安楽な体位を整える。
- 患者の周囲にある物品を片づける。
- 適度な明るさの照明を用いて、幻視や錯覚が生じにくい環境を整える。
- 車イスは、乗車中に前傾姿勢になってもストッパーがかかる、安全機能のついたものを選択する。
- 薬物によるふらつきや脱力、眠気がないかを確認し、医師・薬剤師と薬物の内容を検討する。
- ベッドを低床にして、衝撃吸収マットを使用することを検討する。
- 転倒・転落した場合に備えて、保護具(頭部保護帽、ヒッププロテクターなど)を使用する。
- ベッド柵を乗り越えて転落しないように、ベッドに降り口を1か所用意する。
- せん妄の発症時は、誘発因子・直接因子の除去を図る。[*3]

一時的でも身体的拘束をしない時間を設ける取り組み例——院内デイケア[*4]

認知症やせん妄を伴う患者の入院後の変化には、安静制限による身体機能低下、生活リズムの変容、認知症の進行、せん妄の発症、廃用症候群の進行リスクが潜んでいます。急性期病院では、主疾患の治療のために、ライン類を用いたり、臥床生活が不可避となるケースが多々生じます。しかし、認知症があると、ライン類を治療に必要なものと認識できなかったり、臥床を保持することができないことも多く、そのために身体的拘束をされるケースも少なくありません。

これらの患者に対して、スタッフが見守りのケアをすることができれば、身体的拘束を一時的でも外すことができます。急性期病院などの治療の場で行われる院内デイケアやアクティビティケアでは、スタッフによる見守りができることで、身体的拘束を解除できる時間につながっています。

また、認知症の患者がベッド上から離れて院内デイケアに参加することで、刺激になったり、アクティビティが加わって、生活の活性化や認知機能の低下予防などの効果があると考えられています。

院内デイケアは1つの方法ですが、どうしても身体的拘束の全面解除ができない場合は、多職種で一時的でも拘束されない時間を提供していく取り組み

---

*3 せん妄に対する取り組みについてはPart 3-5を参照。

*4 院内デイケアやアクティビティケアに関しては、本書の姉妹書『急性期病院でのステップアップ認知症看護』p.89-91も参照いただきたい。

が必要です。

「身体的拘束をすることでの安全管理」と「認知症の人の尊厳」との葛藤

　急性期病院で24時間見守りのケアを提供することは、現実には難しいといえます。看護師は身体的拘束の弊害を理解しているものの、3要件のもとで身体的拘束をせざるを得ない場面に直面することがあります。その場合、葛藤を抱えながらも、ハードとソフト（人員配置や職員教育を含む）両面での環境調整を行い、患者の中核症状と行動・心理症状（BPSD）をアセスメントし、ケアを実施したうえで、リスクを患者・家族に説明して、最低限の身体的拘束を実施することもあります。

　ただし、「チューブ抜去や転倒・転落による骨折といった事象の発生割合と、ミトン型手袋着用・四肢固定やベッドの四方を柵・壁で囲う、Y字型抑制帯・腰ベルトといった身体拘束の非実施率との間には、一定した傾向はみられず、身体拘束を行うと事故が増える／減るといった関係は見出しがたい」という報告[5]もあります。

　身体的拘束を行っても、行わなくても、事故を完全に防ぐことはできません。ゆえに、その場しのぎの安全管理として、安易な身体的拘束を行うことは絶対に避けるべきです。認知症の人をケアする者として、==事故予防という意識だけに偏らず、管理ではなく、患者の立場に立った視点で、患者の尊厳をも考えた最善のケアを模索する必要があります==。看護師は幾度も葛藤を抱えますが、倫理観を抱き続け、身体的拘束の廃止・解除への取り組みに挑戦していくことが求められるでしょう。

引用文献
1) 全日本病院協会：身体拘束ゼロの実践に伴う課題に関する調査研究事業報告書，p.15，2016．
2) 前掲書1)，p.iv．
3) 厚生労働省：精神保健及び精神障害者福祉に関する法律第36条第3項の規定に基づく厚生大臣が定める行動の制限，昭和63年4月8日 厚生省告示第129号，1988．
4) 厚生労働省「身体拘束ゼロ作戦推進会議」：身体拘束ゼロへの手引き─高齢者ケアに関わるすべての人に，p.7，11-13，22，2001．
5) 前掲書1)，p.49．

参考文献
1) 亀田知佳ほか：身体拘束基準スコアシートの活用を考える，鳥取臨床科学研究会誌，5(2)：94-103，2013．
2) 夏田真理ほか：身体拘束患者への評価の指標─身体拘束基準スコアシートを作成して，日本精神科看護学術集会誌，56(1)：66-67，2013．
3) 加藤滋代：大学病院における院内デイケア多職種協働から見えたこと，第8回日本医療マネジメント学会愛知県支部学術集会，2012．
4) 日本看護倫理学会臨床倫理ガイドライン検討委員会 編：身体拘束予防ガイドライン，日本看護倫理学会，2015．
5) PandA-J：サービス提供事業者における虐待防止指針および身体拘束対応指針に関する検討，2011．
6) 全国抑制廃止研究会：身体拘束廃止のための標準ケアマニュアル．http://yokuseihaishi.org/

（平田幸代）

Part 3

7 薬物の適正使用

認知症の人の様々なストレスから起こる行動・心理症状(BPSD)への対応は非薬物療法が第一選択となりますが、症状が軽減し生活しやすくなることを目的として、適切な薬物を最小限併用することも少なくありません。ただし、行動・心理症状の治療に用いられる向精神薬の多くは適応外使用となることが多いため、薬物を用いることのリスクを十分に考えて、インフォームド・コンセントを行ったうえで使用する必要があります。

薬物療法の対象となる症状と使用薬物

薬物療法の対象となる症状としては、①幻覚、妄想、焦燥、攻撃性、不穏、②抑うつ症状、アパシー(意欲の低下)、③不安、緊張、易刺激性、④睡眠障害などがあげられます。各行動・心理症状に対して薬物を使用する際の留意点を表3-7-1に示します。

幻覚、妄想、焦燥、攻撃性、不穏に対して用いられる薬物

抗認知症薬のメマンチン塩酸塩(メマリー®)の使用をまず検討します。同じく抗認知症薬のコリンエステラーゼ阻害薬(ChEI)[*1]も検討可能ですが、症状を増悪させることもあるので注意が必要です。

*1 コリンエステラーゼの活性を阻害し、脳内のアセチルコリンの濃度を上昇させる作用をもつ。アリセプト®、レミニール®、リバスタッチ®、イクセロン®などがある。

表3-7-1 認知症の行動・心理症状(BPSD)に対して薬物を使用する際の留意点

❶どの薬物においても添付文書の最高用量を超えることなく、まず低用量で開始し、症状をみながら漸増すること
❷薬物相互作用に注意すること
❸用量設定においては、年齢、体重、肝・腎臓や脳機能などの身体的状況を勘案すること。特に、高齢者では用量を少なめにして、若年成人量の 1/2 ～ 1/4 程度の少量投与が望ましい
❹短期間で薬効の評価を行い、効果が乏しい、または QOL の確保に逆効果であると判断できる場合は短期間で中止、もしくは薬物の変更を検討する
❺多剤服用をできるだけ避ける
❻薬物療法のリスクとベネフィットを常に考慮する

(かかりつけ医のための BPSD に対応する向精神薬使用ガイドライン(第2版)を参考に作成)

レビー小体型認知症ではコリンエステラーゼ阻害薬を使用しますが、症状が改善しない場合は、抗精神病薬、漢方薬の抑肝散（よくかんさん）、抗てんかん薬のバルプロ酸ナトリウムの使用を検討します。特に高齢者の場合は、副作用の観点から、抗精神病薬を使用する前に、抑肝散やバルプロ酸ナトリウムの使用が推奨されます。

抑うつ症状、アパシーに対して用いられる薬物

　抗認知症薬のコリンエステラーゼ阻害薬を用います。改善しない場合は、抗うつ薬の使用を検討します。
　アパシーに対してはアマンタジン塩酸塩の使用も考慮できます。

不安、緊張、易刺激性に対して用いられる薬物

　抗精神病薬、抗不安薬、抗うつ薬の有効性が示唆されています。ただし、抗不安薬は中等度以上の認知症では使用しません。

睡眠障害に対して用いられる薬物

　睡眠覚醒リズム確立のための環境調整を行ったうえで、病態に応じて睡眠導入剤、抗うつ薬、抗精神病薬の使用を検討します。

抗認知症薬

　アルツハイマー型認知症にはコリンエステラーゼ阻害薬およびメマンチン塩酸塩が、レビー小体型認知症にはドネペジル塩酸塩（アリセプト®）が、それぞれ保険適用を受けています。他の認知症疾患に対しては適応外使用となります。
　行動・心理症状の種類によっては、抗認知症薬の使用により症状が増悪することもあるため、注意が必要です。
　副作用については、以下の点および各製剤の添付文書などに記載されている事項に十分注意してください。
- コリンエステラーゼ阻害薬：コリン作動性薬物との併用による相互の作用増強、抗コリン薬による相互の作用減弱に注意する。
- メマンチン塩酸塩：ドパミン作動薬の作用を増強する可能性がある。アマンタジン塩酸塩とメマンチン塩酸塩は相互に作用を増強する可能性がある。

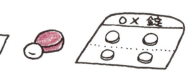

表 3-7-2 認知症の行動・心理症状（BPSD）に対して使用検討可能な抗精神病薬の例

作用機序	薬物名	対象となるBPSDの症状	注意点	半減期（時間）	用量（mg）
セロトニン受容体・ドパミン受容体遮断	リスペリドン	・幻覚 ・妄想 ・焦燥 ・興奮 ・攻撃	・パーキンソン症状に注意	20〜24	0.5〜2.0
	クエチアピンフマル酸塩		・高血糖・糖尿病では禁忌 ・レビー小体型認知症に対して使用可 ・鎮静・催眠作用あり	6〜7	25〜100
	オランザピン		・高血糖・糖尿病では禁忌 ・レビー小体型認知症に対して使用可 ・鎮静・催眠作用あり	22〜35	2.5〜10
ドパミン受容体遮断	チアプリド塩酸塩		・嘔吐症状を不顕在化する ・パーキンソン症状に注意 ・鎮静・催眠作用あり	5〜6	25〜150

（かかりつけ医のための BPSD に対応する向精神薬使用ガイドライン（第2版）より改変）
（大垣市民病院，2016年6月）

抗精神病薬

行動・心理症状に対する抗精神病薬の使用は適応外になるため、使用する場合は患者のリスクとベネフィットを考慮して、十分なインフォームド・コンセントを行う必要があります。有効性の評価を行い、常に使用の妥当性を評価します（表 3-7-2）。

副作用については、以下の点および各製剤の添付文書などに記載されている事項に十分注意してください。

- 抗精神病薬の併用（2剤以上）は避ける。
- 2週間程度の時間をかけて薬効を評価する。症状を完全に消失させるまで増量するのではなく、QOL確保の観点から、非薬物療法の併用のもと、維持量を検討する
- 副作用は、使用開始後早期に出現する場合はみつけやすいが、1か月以上、もしくはさらに長期に使用している場合でも出現することがあるので、注意する。

抗うつ薬

行動・心理症状に対する抗うつ薬の使用は適応外になるため、使用する場合は患者のリスクとベネフィットを考慮して、十分なインフォームド・コンセントを行う必要があります。有効性の評価を行い、常に使用の妥当性を評価します（表 3-7-3）。

副作用については、以下の点および各製剤の添付文書などに記載されている事項に十分注意してください。

表 3-7-3　認知症の行動・心理症状（BPSD）に対して使用検討可能な抗うつ薬の例

種類・作用機序	薬物名	対象となるBPSDの症状	注意点	用量（mg）
選択的セロトニン再取り込み阻害薬（SSRI）	フルボキサミンマレイン酸塩	・抑うつ ・脱抑制 ・常同行動 ・食行動異常	・1日3回分服、食直後	25～100
	パロキセチン塩酸塩水和物		・1日1回、夕食直後	10～40
	塩酸セルトラリン		・1日1回	25～50
セロトニン・ノルアドレナリン再取り込み阻害薬（SNRI）	ミルナシプラン塩酸塩	・抑うつ ・心気症状としての疼痛	・1日3回分服、モノアミン酸化酵素阻害薬との併用禁忌 ・前立腺肥大合併例で尿閉の危険	15～60
	デュロキセチン塩酸塩		・1日1回、夕食直後 ・肝機能障害がある場合は禁忌	20～40
ノルアドレナリン作動性・特異的セロトニン作動性抗うつ薬（NaSSA）	ミルタザピン	・抑うつ、不安 ・催眠作用 ・食欲増進作用	・1日1回、就寝前 ・血糖上昇のリスクあり	7.5～30
異環系	トラゾドン塩酸塩	・不安 ・催眠作用 ・焦燥	・1日1回、就寝前 ・抗コリン作用弱い ・催眠作用あり ・心毒性低い	25～100

（かかりつけ医のためのBPSDに対応する向精神薬使用ガイドライン（第2版）より改変）
（大垣市民病院、2016年6月）

- 必ず初期投与量から開始し、副作用に注意しつつ、必要に応じて漸増する。
- 三環系抗うつ薬は認知機能低下などの副作用があるため、原則、使用しない。
- 併存する疾患に対する治療薬と併用する際には、併用禁忌に配慮して、慎重に投与する。

抗不安薬

　行動・心理症状に対する抗不安薬の使用は適応外になるため、使用する場合は患者のリスクとベネフィットを考慮して、十分なインフォームド・コンセントを行う必要があります。有効性の評価を行い、常に使用の妥当性を評価します。中等度以上の認知症患者の不安症状には、ベンゾジアゼピン系抗不安薬は推奨されません。

　副作用については、以下の点および各製剤の添付文書などに記載されている事項に十分注意してください。

- 75歳以上の高齢者、中等度以上の認知症者には副作用が発現しやすく、せん妄、過鎮静、運動失調、転倒、認知機能低下のリスクが高まるため、使用は推奨されない。

表 3-7-4 認知症の行動・心理症状（BPSD）に対して使用検討可能な睡眠導入剤の例

作用機序	薬物名	対象	特徴・注意点	用量(mg)
ω1受容体作動薬	ゾルピデム酒石酸塩	入眠障害	短時間作用型、半減期2.5時間	5
	エスゾピクロン	入眠障害	短時間作用型、半減期5.1時間	1〜2
メラトニン受容体作動薬	ラメルテオン	不眠症	フルボキサミンマレイン酸塩との併用禁忌	4〜8
オレキシン受容体遮断薬	スボレキサント	不眠症	半減期10時間	15

(かかりつけ医のためのBPSDに対応する向精神薬使用ガイドライン（第2版）より改変)
(大垣市民病院，2016年6月)

睡眠導入剤

　患者のリスクとベネフィットを考慮して、十分なインフォームド・コンセントを行い、使用します。有効性の評価を行い、常に使用の妥当性を評価します（表 3-7-4）。
　副作用については、以下の点および各製剤の添付文書などに記載されている事項に十分注意してください。

- ベンゾジアゼピン系睡眠薬は使用せず、非ベンゾジアゼピン系睡眠薬を使用することを推奨する。
- ベンゾジアゼピン系睡眠薬が無効なときでも、増量することは推奨できない。
- 高齢者にベンゾジアゼピン系睡眠薬を使用する場合は、副作用を考慮して、可能であれば漸減するか、非ベンゾジアゼピン系睡眠薬に切り替える。
- 少量投与にとどめ、漫然と長期投与せず、減量もしくは中止を検討する。

参考文献
1) かかりつけ医のためのBPSDに対応する向精神薬使用ガイドライン（第2版）．
　http://www.mhlw.go.jp/file/06-Seisakujouhou-12300000-Roukenkyoku/0000140619.pdf

（鈴木弥生）

一般医療機関における認知症対応のための院内体制整備の手引き

平成27年度
老人保健事業推進費等補助金老人保健健康増進等事業
認知症の人の行動・心理症状や身体合併症対応など
循環型の医療介護等の提供のあり方に関する研究会

一般医療機関における認知症への対応のポイント

I. 認知症を理由に身体疾患の治療機会が失われてはならない

▶ 認知症は今や、すべての医療・介護関係者に対応が求められうる疾患。

▶ 認知症の人を、個々の価値観や想いを持つ主体として尊重し、支援を提供する上で本人の希望が実現できるよう、本人の有する力を最大限活用する。

▶ 生活習慣病等への積極的な介入は予防に貢献できる可能性がある。

等

II. 診療科や医療と介護といった垣根を超える連携が必要

▶ 診断や治療で認知症の専門医療と相談できる体制を構築する。

▶ 医療関係者、家族、地域での介護関係者等と、退院後の地域における生活も考慮した連携体制を構築する。

等

III. すべての症状が認知症の症状とは限らない

▶ せん妄の可能性を念頭に置く。

▶ 脱水、低栄養、痛み、環境の変化、薬剤の影響など対処可能な要因がせん妄を惹起又は悪化させ、認知症の症状を悪化させることを念頭に置く。

▶ スタッフへの普及啓発や、せん妄への対応チームの設置を推進する。

等

（本手引きでは、「一般医療機関」として、広く認知症を専門としない医療機関を念頭においている）

第1　本手引きの位置づけ

　超高齢社会を迎え、認知症を持つ高齢者が65歳以上の15％程度を占めるに至った。一般医療機関では治療を受ける患者では高齢者の占める割合が高いことから、認知症を合併した患者の治療対応が広く求められている。

　2015（平成27）年1月に策定された、認知症施策推進総合戦略（新オレンジプラン）では、「本人主体の医療・介護等を基本に据えて医療・介護等が有機的に連携し、認知症の容態の変化に応じて適時・適切に切れ目なく提供されることで、認知症の人が、住み慣れた地域のよい環境で自分らしく暮らし続けることができるようにする」ことを目標と定めている。このために、「身体合併症等が見られた場合にも、医療機関・介護施設等での対応が固定化されないように、退院・退所後もそのときの容態にもっともふさわしい場所で適切なサービスが提供される」必要があり、本手引きは、この基本的考え方に立って、一般医療機関における認知症対応のための院内体制整備の指針等を示すものである。

第2 一般医療機関における認知症の現状

認知症は、一般医療機関でも広くみられるが、その対応は十分にできているとは言えない。また、一般医療機関では、認知症の症状との鑑別が困難な場合があるせん妄（身体疾患等を原因として生じる意識・注意・知覚の障害）も多い。このため、一般医療機関ではその疑いも含め両者を合わせた認知機能障害に対応することが求められている。

一般医療機関における認知症の特徴

（1）認知症及びせん妄の頻度※

一般医療機関で治療を受ける患者の中で、どれくらいの頻度で認知症及びせん妄が見られるかについては、医療機関の機能等によって異なる。認知症については、65歳以上の約15%が認知症と推測されている一方、せん妄については、高齢入院患者の約30%に合併すると言われている。身体疾患の重症度によっても発症頻度は異なるが、術後や集中治療室では約70%、救急外来においては約10%、緩和ケア病棟では約40%、亜急性期の病棟では約20%と言われている。

※一般医療機関で治療を受ける患者の中で、どれくらいの頻度で認知症及びせん妄が見られるかについては以下の文献を参照されたい。

- Siddiqi N, et al. Occurrence and outcome of delirium in medical in-patients: A systematic literature review.Age Aging: 2006;35:350-364
- Fricchione GL, et al. Postoperative delirium. Am J Psychiatry: 2008;165:803-812
- Lange, E. de,et al. Prevalence, presentation and prognosis of delirium in older people in the population, at home and in long term care: a review. International Journal of Geriatric Psychiatry:2013;28(2):127-134
- Lipowski, Z.J., Transient cognitive disorders (delirium, acute confusional states) in the elderly. Am J Psychiatry:1983;140(11):1426-36.
- Massie, M.J., J. Holland, and E. Glass, Delirium in terminally ill cancer patients. Am J Psychiatry:1983;140(8):1048-50.
- Pereira, J., J. Hanson, and E. Bruera, The frequency and clinical course of cognitive impairment in patients with terminal cancer. Cancer:1997;79(4):835-42.
- Ross, C.A., et al., Delirium: phenomenologic and etiologic subtypes. Int Psychogeriatr:1991;3(2):135-47.
- Tune, L.E., Postoperative delirium. Int Psychogeriatr:1991;3(2):325-32.
- de Rooij, S.E., et al., Clinical subtypes of delirium and their relevance for daily clinical practice: a systematic review. Int J Geriatr Psychiatry:2005;20(7):609-15.
- Peterson, J.F., et al., Delirium and its motoric subtypes: a study of 614 critically ill patients. J Am Geriatr Soc:2006;54(3):479-84.
- Inouye, S.K., et al., Clarifying confusion: the confusion assessment method. A new method for detection of delirium. Ann Intern Med:1990;113(12):941-8.

(2)認知症による身体機能の低下

一般医療機関においては、認知症と身体機能低下のリスクを別々に認識しがちである。しかし、認知症も身体機能低下のリスクに大きな影響を与える病態であることを認識し、対応する必要がある。

(3)一般医療機関における認知症の人の医療面における特徴

①認知症の診断がついていないことがある

必ずしも入院時に認知症の診断を受けていないことがあり、身体合併症等の治療を開始してから認知症を合併していることに気付かれる場合がある。

②せん妄の合併が多い

治療中、身体的な負荷が加わることで、容易にせん妄を発症する。認知症の症状と鑑別が難しい場合がある。せん妄の発症により認知機能の低下が促進されることがある。

③治療や管理上の問題で初めて気付かれることがある

認知症はたとえ軽症であっても、せん妄、脱水、低栄養など治療上の問題や、治療に対する積極性やコンプライアンスが低いことなどとして、又は服薬管理等におけるインシデントやアクシデントなどとして顕在化する場合がある。

(4)認知症の人が入院時に体験する困難・苦痛

①入院環境に伴う困難

(ア)環境の急激な変化を伴う。
(イ)標識が多く画一的でわかりにくい環境であるため、見当識を失いやすい。
(ウ)転棟やベッド移動などが多く、見当識を失いやすい。
(エ)音や光などの刺激が多い。

②身体症状に関する困難

(ア)医療処置に伴う苦痛が生じやすい。
(イ)自身の身体症状を的確に伝えられない、医療者の指示が複雑に感じられ、理解しにくいなど、コミュニケーションに障害が生じやすい。
(ウ)飲水・摂食不良から、脱水・低栄養になりやすい。
(エ)便秘・尿閉が見逃されやすい。
(オ)認知機能障害や高齢に伴う感覚障害(視力・聴覚障害)に対する個別の配慮を受けることが困難である。

③社会関係に関する困難

(ア)入院期間が短いため、医療スタッフとなじみにくい。
(イ)在宅時の介護スタッフとの関係が途切れやすい。

(ウ)認知症に関する病院スタッフ間のコミュニケーション・申し送りは不足しやすく、統一された対応を受けにくい。
(エ)家族と疎遠になりやすい。

④**精神機能に関する困難**
(ア)せん妄を合併しやすい。
(イ)行動・心理症状（BPSD※）がおこりやすい。
(ウ)抑うつ・不安が見逃されやすい。

2 認知症による一般医療機関における治療や管理面への影響

一般医療機関において、認知症は以下のとおり様々な領域に影響を及ぼす。認知症に対する体制を整備することは、安全で効果的な医療を提供する上で重要である。

(1)治療面への影響
　①**治療に対する積極性やコンプライアンスの低下**

　②**合併症の増加**

　③**身体機能の低下**

　④**死亡率の増加**

　⑤**せん妄の発症**

(2)管理面への影響
　①**インシデントやアクシデント（転倒、ルートトラブル等）の増加**

　②**在院日数の延長**

　③**再入院の増加**

　④**施設入所の増加**

　⑤**退院後の介護負担の増加**

　⑥**医療コストの増大**

※BPSDについては本手引き15Pの囲み青字も参照されたい。

第3 一般医療機関において求められる認知症対応の方向性

1 本人主体の医療・介護等の徹底

　本人主体の医療・介護等の原則※（認知症の人を、各々の価値観や個性、想い、ライフヒストリー等を持つ主体として尊重し、できないことではなくできることに目を向けて、本人が有する力を最大限に活かしながら、地域社会の中で本人のなじみの暮らし方やなじみの関係が継続できるよう、支援していくこと）は、その提供に携わるすべての者が認知症の容態の変化に応じたすべての期間を通じて共有すべき基本理念である。せん妄やBPSDといった症状のみから、認知症の人に対する画一的なイメージを持つことがあってはならない。

2 管理者による積極的な体制整備の推進

　医療機関の管理者は、認知症を理由に身体疾患の治療機会が失われることのないよう、診療科や医療と介護といった垣根を超えた連携が確保できるよう、院内体制を構築することが重要である。

3 認知症の人の体験・苦痛を踏まえた対応

　認知症の人の医療に携わる者は、認知症の人を、個々の価値観や想いを持つ主体として尊重するとともに、支援を提供する上で、「認知症の人が何を望んでいるか、何を希望するか」を判断の基準とすべきである。本人の希望が実現できるよう、本人の有する力を最大限活用することを実践するためにも、個々の具体的な場面において、先に述べた認知症の人の体験・苦痛を踏まえた対応を行う必要がある。

※本人主体の医療・介護等の徹底における認知症の人の意思の尊重については、当研究会が策定した「医療・介護の有機的な連携のために認知症の専門医療に期待される役割に関する手引き」を参照されたい。

第4 一般医療機関に求められる認知症対応における役割

　一般医療機関では、身体合併症等の治療を確実に遂行することが役割である。しかしながら、認知症の人の治療においては、考慮すべきことがある。第2に挙げたように、一般医療機関への入院においては在院日数の短縮が求められ、また、在宅の環境とは異なることにより、医療スタッフとなじみにくく、個別対応が難しいこと等が挙げられる。また、認知症の方への支援は中長期にわたる視点で構築される必要があり、一般医療機関だけで完結することは多くないことである。

　一般医療機関への入院では、認知症の方が退院後も、慣れ親しんだ地域で安心して長く生活できるよう、①入院中に身体機能が低下したり、認知症が進行したりすることのないように、身体合併症等の治療を確実に進め、②入院早期からの退院支援（退院前カンファレンス）や、普段からの地域の医療・介護との連携を積極的に進めることを通して、医療機関から円滑な在宅復帰ができるよう支援し、確実に地域の医療・介護に引き継ぐことを意識した体制を構築する必要がある。

　以上を踏まえ、一般医療機関に求められる認知症対応における役割を俯瞰すると以下のとおりである。

1. 認知症を見落とさないように努める。
2. 認知症が身体合併症の治療に影響することを踏まえ、安全で確実に身体合併症治療を進めるための対応をとる。
3. 入院中にせん妄やBPSDを出現させたり、悪化させたりしないための対応をとる。
4. 初めて認知症が疑われた場合には、患者・家族に対し、支援や専門医療に関する情報※を適切に提供する。
5. 入院早期から退院後の地域における生活を考慮した支援を行う。
6. 認知機能障害に配慮し、認知症の人が治療内容等を十分理解できるよう、わかりやすく説明するなどの配慮を行う。
7. 生活習慣病は認知症のリスクになることから、一般診療においては、生活習慣病に対する適切な教育・支援を提供する。

　このほか、基本的な認知症対応力の向上を図るために、施設内の専門診療科や地域の認知症の専門医療機関と連携し、コンサルテーション体制を設けることは有用である。

※地域資源マップなどについては、各々の自治体や地域包括支援センター等に確認されたい。一般的な概要については、認知症ケアパスの作成における社会資源シートなどを参考にされたい。厚生労働省のHP（http://www.mhlw.go.jp/topics/kaigo/dementia/）では、「認知症ケアパス作成のための手引き」（財形福祉協会）が紹介されている。

具体的な対応のポイント

1 認知症を見落とさないように努める。

- 一般医療機関では、身体合併症治療を開始する際に、初めて認知症が疑われる場合がある。本人の希望や価値観を確認しつつ、適切な支援に繋げる上で、特にいわゆる治療可能な認知症（正常圧水頭症や慢性硬膜下血腫等）を含め、認知症を見落とさないことが重要である。
- 認知症の症状の進行や悪化を予防するうえで、早期の発見と早期からの対応がもっとも重要である。一般医療機関の医療従事者が認知症や軽度認知機能障害（MCI）に関する知識を持ち、認知症対応力を高めるため、「一般病院の医療従事者に対する認知症対応力向上研修」[※1]等を活用した施設内の教育研修を行う。その際、専門職だけでなく、一般の職員の対応力を高めることも重要であり、例えば認知症サポーター養成講座[※2]の受講を薦めることなどを考慮する。
- 併せて、臨床現場での実践を容易に進めることができる工夫も行う。認知症に関する観察・アセスメントシート[※3]等を活用し、早期発見に努め、早期対応を進め、早期から退院支援を開始する。

2 認知症が身体合併症の治療に影響することを踏まえ、安全で確実に身体合併症治療を進めるための対応をとる。

- 認知症の人が苦痛を訴えにくいことがある点に配慮をし、観察に努め、訴えを把握するよう、また症状を緩和するように努める。
- 脱水・低栄養の予防や対応を行う。
- 認知症の症状や合併症治療のリスクを見逃すことが無いよう、チェックリストやアセスメントシートを取り入れた簡便で効果的なプログラムを整備する。

3 入院中にせん妄やBPSDを出現させたり、悪化させたりしないための対応をとる。

- せん妄の予防を行う。
- 過剰な管理を避ける。
- やむを得ず向精神薬を使用する場合は最小限に留める。
- 身体抑制は原則禁忌であることを徹底する。
- 家族、地域の医療・介護者等から本人の生活状況や、背景情報等を集めるなど、リロケーションダメージの軽減を図る。

4 初めて認知症が疑われた場合には、患者・家族へ支援[※4]や専門医療に関する情報[※5]を適切に提供する。

5 入院早期から退院後の地域における生活を考慮した支援を行う。
- 入院早期から、介護支援専門員等との連携を行い退院に向けた情報共有などを行う。
- 適切な退院調整を行い、避けることのできる再入院や緊急入院を防ぐ。
- 病棟内や部門間での情報共有を進める。

6 認知機能障害に配慮し、認知症の人が治療内容等を十分理解できるよう、わかりやすく説明するなどの配慮を行う。
- 後ろから声をかけるようなことはせず、視線を合わせて話をする。
- 複雑な指示は避け、予告をしてから処置やケアを行う。
- 幼児語などは使用せず、認知症の人を尊重した言葉かけを行う。
- 認知機能障害の程度により、本人の理解が十分得られないと考えられる場合には、家族等の必要な関係者に十分な説明を行う。

7 生活習慣病は認知症のリスクになることから、一般診療においては、生活習慣病に対する適切な教育・支援を提供する。
- 糖尿病や高血圧といった認知症のリスクとなる生活習慣病について、適切な教育・支援を提供する。

※1 「一般病院の医療従事者に対する認知症対応力向上研修」についての、詳細は各都道府県・政令指定都市の認知症関連の担当窓口に問い合わせられたい。
※2 認知症サポーター養成講座は、地域や職域団体等で開催されており、受講については市町村の認知症施策関係窓口へ問い合わせられたい。
※3 認知症に関するアセスメントシートについては、例として巻末に国立がん研究センター東病院で使用されている「認知症フローチャート」を附帯したので参照されたい。
※4 認知症に関する家族向け支援として、「認知症の人と家族の会」は、http://www.alzheimer.or.jp/において、全国の支部一覧を示している。
※5 専門医療にに関する情報として、認知症疾患医療センターについては都道府県・指定都市に問い合わせられたい。また、認知症関連の各学会、例えば日本神経学会、日本精神神経学会、日本認知症学会、日本老年精神医学会、日本老年医学会、日本神経治療学会、日本精神科医学会などの多くは、それぞれホームページ上で専門医が検索できるようになっており、個別に認知症への対応の可能性について問い合わせられたい。専門医療が認知症の医療・介護において行う役割については、当研究会が策定した「医療・介護の有機的な連携のために認知症の専門医療に期待される役割に関する手引き」を参照されたい。

第5 一般医療機関において求められる体制整備の指針

1 対応体制の構築

（1）認知症の人の治療や退院支援に関する管理体制、マニュアル、対応チームの設置等、院内での対応体制を明確にする。

（2）療養支援や退院支援の質の担保を図るために、認知症の人の療養生活や退院調整に関して、本人や家族へ具体的に説明できるような資料を整備しておくことが望ましい。

（3）認知症に対応するためのコンサルテーション体制を確保する。
　①コンサルテーション体制はできるだけ院内で確保することが望ましい。院内での確保が難しい場合には、地域の専門機関（認知症疾患医療センター等）との連携による体制の確保を考慮する。
　②コンサルテーションは複数の職種が参画するコンサルテーション・チーム体制が望ましい。コンサルテーション・チームは、専門的な診療を提供するだけではなく、合併症治療に配慮をした支援の調整や家族支援、ケアの指導、退院調整への助言等を行い、治療から退院までが円滑に進むように支援するとともに、院内医療従事者の認知症に対する理解を深める取組を行う。
　③コンサルテーション体制の確保に当たっては、日中の勤務帯に加え、夜間や週末など、緊急時の対応方法についても考慮されることが望ましい。

（4）院内の情報を集約・共有・検討し、現場での認知症対応の改善に活かす体制を組織する。身体疾患の治療を行う際の種々のリスクについて考慮する際に、認知症を見落とすことのないよう、体制の組織に当たっては、医療安全や退院調整の部門、栄養、リハビリテーション、臨床心理に関する支援、薬剤管理等の部門、認知症の専門診療科等が参画することが望ましい。

具体的な情報収集の例

①入院・外来において、認知症が疑われ、精査が必要と判断される事例について。
②患者・家族の相談窓口において、認知症が疑われる事例について。
③退院直後に予期せぬ再入院や緊急入院となった事例について。
④転院や退院調整が遅れたり、時間を要している事例について。

⑤リハビリテーションに参加しない、指示が理解されにくい等により、リハビリテーションが進まず、日常生活活動が低下している事例について。
⑥脱水や低栄養状態など栄養サポートチーム(NST)にてリスクありと判断される事例について。
⑦転倒・転落、ルートトラブル等のインシデント・アクシデントを生じた事例について。
⑧苦情・要望窓口において、認知症が疑われる事例について。
⑨地域からの認知症に関する相談事例について。
⑩退院支援・連携クリティカルパスの作成と改善の現状について。

(5) せん妄の予防・早期対応のための院内レベルでの体制を整備する。
①入院時にせん妄のリスク確認を行い、リスクが高い症例に対しては、せん妄の予防的な取組と、定期的なせん妄症状のモニタリング※を行う体制を整備する。
②管理者や医療安全担当者が、入院中の患者でせん妄が合併している件数や重症度を把握できる体制を整備する。
③せん妄の予防的な取組や、早期発見、初期対応、疼痛管理、家族への支援、やむを得ず向精神薬を使用する際の適正な使用法等に関するマニュアルを整備する。
④身体抑制はせん妄の増悪因子である。過剰な抑制はせん妄の遷延・増悪を招き、結果として認知症の症状の進行にも繋がるため、原則は禁忌である。
⑤スタッフに対してせん妄に関する研修会を定期的に開催する。多職種が参加する研修会を考慮する。

> せん妄は、急性に発症(通常数時間から数日)し、意識・注意・知覚の障害が出現し、日内変動を示す精神症候群であり、一般に入院中の高齢患者の約30%が発症するとも言われている。認知症の症状と鑑別が難しい場合がある。
> せん妄は身体疾患等に起因する意識・注意・知覚の障害であり、緊急の対応が求められる病態である。一般医療機関において認知機能障害を疑った場合、まず最初にせん妄を念頭に置いて診察に当たるほか、必要時には専門診療科・チームにもコンサルトの上、鑑別を行う。
> せん妄は多職種の協働による発症予防の取組が重要である。特に、脱水の予防や疼痛管理、感染予防、早期離床などの取組を病棟や施設単位で行うことがせん妄の発症頻度を下げることに繋がる。

(6) 対象となる人の認知機能の状態や必要な支援内容についてスタッフが情報を共有する方法を定める。
①認知機能の状態について、情報共有の手順を定める。
②介護者のニーズ、退院後の支援に関する介護者の希望、介護者へどのように説明をしたかなどの情報も記載する。

※せん妄に関するアセスメントシートについては、例として巻末に国立がん研究センター東病院で使用されている「せん妄アセスメントシート」を附帯したので参照されたい。

2 認知症に関する基本的な教育研修

(1) 認知症の病態についての教育

(2) 認知機能障害に配慮をしたコミュニケーションの技術についての教育

(3) せん妄やBPSDの予防・対応についての教育

(4) 認知機能障害のある患者の身体症状の評価と対応についての教育

(5) 家族が体験することの理解についての教育

3 具体的な対応方針

(1) 病棟・外来でのアセスメントを実施する。
　①入院時に認知機能の評価を行うなど、認知症を見落とさないための取組をすすめる。その際、高齢者については、視聴覚機能の低下が認知機能の評価に影響を与えていないかを評価しておく必要がある。

　②高齢者の入院に際しては、認知機能評価に加えて、IADL(Instrumental Activity of Daily Living、手段的日常生活動作)やADL(Activity of Daily Living、日常生活動作)、抑うつ、栄養状態、服薬状況、社会経済的状態、介護者の状態や療養環境等を含む高齢者の状況に即した、総合的な機能評価を実施する。

　③総合的な評価等は標準化された尺度・方法を組み合わせて用いることが望ましい。

　④認知機能障害やBPSDの原因・増悪因子に薬剤が関与する場合があることや、高齢者においては処方薬の重複や副作用が起こりやすいことなども鑑みて、投薬情報についても収集する。地域のかかりつけ薬局との連携体制を構築する。

(2) 入院の早期から認知機能障害に配慮した適切な退院支援を行う。
　①入院時には認知機能や生活への支障についての評価を行っておき、入院の早期から退院支援を立案・実施する。

　②退院調整支援について、スタッフに対して指導・教育を行うとともに、退院調整を担当するスタッフが、認知症の人・家族の問題やニーズを把握できるようになるための研修を受けるなど、支援に関する技術が向上されるよう努める。

③退院時の看護サマリーや診療情報提供には、入院中の認知症やせん妄について、その有無や重症度、実施した対応、介護者の状況、退院後に引き続き必要となる対応等について記載し、地域の医療・介護体制に確実に情報を提供する。その際には、入院中と退院後では環境が異なることにも、配慮することが望ましい。

④認知機能障害に配慮をした退院支援を行う。

　認知症の人は、実行機能障害から、緊急時（例えば熱発や疼痛が増悪した場合など）に臨機応変に判断したり対応したりすることが難しいことがある。身体合併症の治療を継続する場合等においては、今後起こりうることを予想し、症状が急に増悪する場合などに、本人が判断できるかどうかを想定し、必要に応じて見守り体制を構築するなど、安全に治療が行われるよう配慮する。

具体的に配慮すべき点の例

（ア）セルフケアへの支援
（イ）服薬管理
（ウ）緊急時の対応
（エ）痛みへの対応
（オ）家族への支援

　家族に関しては、認知症の病態や経過を説明し、認知症の人の世界や苦痛を家族が理解できるように支援をする。家族向けの認知症介護教室等の取組を紹介する※、退院後の生活を見据えた介護サービス等の導入を入院時から考慮するなどの取組を考慮する。

　特に、初めて認知症が疑われた場合には、認知症に関する情報と地域の医療・介護資源に関する情報を提供する。地域の医療・介護資源や相談窓口を把握したマップを活用する。

⑤認知症が関連する退院支援について手順を定める。手順には、認知症の人の退院については身体的な要因に基づいて判断をすること、認知機能障害のある人や認知症の人の退院の際には、事前に家族に伝えることを明記する。

⑥早期の退院や対処を阻害するような要因を検討し、認知症に対応した退院支援や地域連携のためのクリティカルパスの作成・普及・使用を推進する。

※例として、国立研究開発法人国立長寿医療研究センターでは、認知症家族教室のテキスト「認知症はじめの一歩」を公開しているので参照されたい。(http://www.ncgg.go.jp/monowasure/news/20150512.html)

> 　認知症の人にとって入院をすることは、慣れ親しんだ環境から、画一的で見当識を失いやすい環境への移行であること、複雑でわかりにくい表記がある、モニター音など多様な刺激があるなど、認知症の人には負担がかかる環境である。認知症の人は、現状を把握することが困難なことが多く、予測ができずに不安を生じやすい。予測しない苦痛は、耐えがたいものであり、治療への抵抗に繋がる。これらの心境を理解した関わりが重要である。
> 　記憶障害がある場合には、認知症の人が治療内容を理解しながら治療を進められるようわかりやすい説明をする、文書や図に残すなどの配慮も必要である。認知症の人への接し方についても、落ち着いた静かな環境を用意して集中しやすくする、ゆっくりと具体的に説明する、重要なことは繰り返し説明する、認知症の人の応答を待ちせかさないなど、認知機能障害に配慮をすることが望ましい。また、手術や処置のときまで、状況を伝え、気持ちを読み取るようにする必要がある。また、認知症の人の訴えを傾聴し、理解することも重要である。認知症の人に処置を行う場合には、認知症の人が、今から 自分がどうなるのか、"どうすれば良いのか"、医師・看護職員等が今何をしようとしているのか、本人が理解できるようにすることが望ましい。

(3) 認知機能障害の特性に配慮した対応を行う。

①認知機能障害に配慮したわかりやすい説明を心がける。

　認知症の人は、自らの認知機能や実行能力を正しく把握できなくなることや、自分の意向を適切に伝えることができない場合がある。認知機能障害に配慮をしたわかりやすい説明をし、認知症の人が十分に理解しているかどうか確認するとともに、観察や見守りに加え、本人の希望・意思を確認するなどのコミュニケーションを図る。

②認知機能障害のある患者への身体抑制について、実施の判断や実施する際の注意点やリスクアセスメントを含めたマニュアルを整備する。

(4) 認知機能障害に配慮をした環境調整やBPSDへの対応

①認知機能障害に配慮をした環境整備を行う。

> **具体的な例**
>
> (ア)静かで落ち着いた環境を用意する。
> (イ)スタッフとの関係に馴染めるよう配慮する。
> (ウ)慣れ親しんだものを本人の見える所に置くなどの配慮をする。
> (エ)段差をわかりやすく示すなど視空間認知機能に配慮をする。

②認知機能障害に配慮をしたケアを行い、積極的な苦痛の緩和を行い、BPSDの予防に努める。

　認知症の諸症状や合併症治療のリスクを見逃すことのないよう、チェックリストやアセスメントシートを取り入れた効果的なプログラム等を整備し、ケアの質の担保を図る。

> **具体的な例**
>
> (ア)1日のスケジュールを患者の生活に合わせて組み立てる。
> (イ)認知機能障害に配慮をしたコミュニケーション・接し方を工夫する(関心領域が狭小化していることを考慮し、認知症の人の視線の高さで、視線を合わせて話

をする。突然認知症の人の後ろから話しかけたり、長いセンテンスを用いて複数の指示を同時に行うことなどは避ける。認知機能が落ち、忘れやすいということを認識して接する。)。
(ウ)セルフケアについて、認知機能障害や患者の好みに合わせた工夫や指導を行う。
(エ)脱水が生じないように水分摂取を促す。
(オ)食事摂取が進むように、患者の好みや個別の事情に配慮をする。
(カ)食事介助ができるスタッフを確保する。食べ物を患者の目線まで持ち上げて、食べ物であることを認識してもらうことで、摂食を促す。食事に関する評価をすることを勧める。
(キ)食事に関する評価を十分に行う。
(ク)疼痛の評価を十分に行う。
(ケ)排泄の評価を十分に行う。
(コ)認知症の症状やケアの方法について、看護職員間、多職種間で話し合う機会を持つ。
(サ)認知症の症状やケアの方法について、検査後に帰棟できない場合の対応等について病棟以外のスタッフと共有できるシステム・方法を定める。
(シ)病棟師長・副師長は、基本的な指導ができるだけの知識・技術を持ち、認知症に関するケアについて病棟スタッフと相談するよう努める。

BPSDへの対応

認知症の人へのケアの基本は、落ち着くことのできる環境を整備することと安心できる対応をすることである。これにより、BPSDを予防し対応することが、認知症ケアの基本となる。

BPSDは、行動症状と心理症状に大きく分けることができ、行動症状には、①焦燥・不穏や徘徊などの活動的な障害、②攻撃性、③食欲・摂食障害、④概日リズム障害、⑤社会的に不適切な行動、に分類される。心理症状は、①抑うつ症状など感情の障害、②アパシー、③妄想と誤認性症候群、④幻覚、がある。

BPSDを疑う症状が出現したときには、まずせん妄をできるだけ除外し、身体的な問題がないか、環境面での問題はないか、薬剤の影響はないか、を考えることが原則である。観察するに当たっては、①言語的な側面、②行動を中心とする非言語的な側面の両面から進める。

また、一般医療機関では、通常身体疾患の治療を受けているため、痛みなどの症状を伴いやすい。例えば、大声を出している場合、痛みにより叫び声をあげていても不思議ではない。その場合、優先される治療は、痛みの軽減であり、それが対応策でもある。

一般医療機関におけるBPSDへの対応上で重要な点は、問題行動や迷惑行為として捉えられる行動だけがBPSDではなく、BPSDには、抑うつや意欲低下(アパシー)のように活動が低下する症状もあることである。特に意欲低下(アパシー)はBPSDの中でも頻度が高く、アルツハイマー型認知症や血管性認知症、レビー小体型認知症では比較的初期から認められる。意欲低下を伴うと、日常生活能力がより強く障害される。抑うつや意欲低下を見落とすことで、低栄養状態や日常生活能力の低下を招き、十分な治療が実施できなくなるおそれがあり、これらのBPSDを常に念頭に置くことが必要である。

(5) 認知症の人やその家族に対して社会的支援を提供する。

①**認知症の人やその家族に対して、地域の医療・介護資源についての情報提供を行うためにマップ※を活用し、連携に関するプランを立案し、随時見直すよう努める。**

②**身体合併症の治療が終了した後に、退院が円滑にでき、調整に時間を要したりすることのないよう、後方病院や専門医療機関、診療所、介護事業所等との連携体制を構築する。**

③**家族などの介護者に対して行う支援を定める。**

> **支援の具体例**
>
> (ア) 患者・家族への精神的なサポートを行う。
> (イ) 介護者の心身の健康度の評価や介護負担の評価を行い、心理・社会的な問題の把握と解決を支援する。
> (ウ) 医療・介護に関する基本的な情報の提供を行う。
> (エ) 食事介助の方法など、介護の方法に関する助言を行う。
> (オ) 介護者がうまくストレスと付き合うための方法について助言を行う。
> (カ) 地域包括支援センターへ紹介する、地域の家族会を紹介するなど、地域の専門的な支援等へ引き継ぐ。

※地域資源マップなどについては、各々の自治体や地域包括支援センター等に確認されたい。一般的な概要については、認知症ケアパスの作成における社会資源シートなどを参考にされたい。厚生労働省のHP(http://www.mhlw.go.jp/topics/kaigo/dementia/)では、「認知症ケアパス作成のための手引き」(財形福祉協会)が紹介されている。

第6 終わりに

　いわゆる団塊の世代が75歳以上となる2025（平成37）年には、認知症の人は約700万人になると予想されている。65歳以上の高齢者の5人に1人が認知症となる社会において、認知症であるがゆえに、合併する身体疾患の治療機会が制限されることがあってはならない。また、認知症の人の身体疾患の治療対応においては、疾患への対応だけでは不十分であり、介護との連携や、BPSD等に対する適切な専門医療の関わり、早期退院を可能とするような連携体制が必要となる。この整備を通じて、院内での総合的な認知症対応体制が構築されて行くことが望まれる。さらに、退院後の生活を考えれば、認知症の人やそのご家族の希望を尊重し、地域生活を可能とするような地域の医療、介護、民間団体等との連携が必要となるなど、身体合併症への医学的対応にとどまらない、その人の生活全体を見通した対応が必要となってくる。このような対応体制を構築することにより、認知症の人、家族、医療・介護従事者等が互いに協力し合う関係性が作られ、認知症の人が笑顔で、希望と尊厳を持って穏やかに暮らせる社会へとつながっていくのではないかと考える。また、こういった対応は、今後日本が超高齢社会を迎えるに当たって、決して認知症への対応だけに必要とされるものではない。この手引きが、そのような対応体制を整備するに当たっての、臨床現場で活躍されている医療関係者の多少の助けになれば幸いである。

認知症アセスメントシート

- ☐ **70歳以上の入院**
- ☐ **治療・ケアを進めるうえでの課題の発生**
  （転倒、脱水、食事摂取不良、コンプライアンス不良（服薬管理、セルフケア、リハビリ））

STEP0　まずせん妄の確認

- ☐ "注意の障害"
  （つじつまが合わない、行動にまとまりがない）
- ☐ 症状の急激な変動
- ☐ 意識障害　または　解体した思考

→ はい → **せん妄への対応を開始　身体要因の検索・治療**

今までに「認知症」の診断を受けている → はい →

↓ いいえ

STEP1　もしかして認知症？

👀みる　◦はなす　👂(家族に)きく

分野	具体的な反応
記憶	物事を忘れてしまう ◦入院している理由、今後の治療のスケジュール　◦入院してからの期間 👂担当医の説明を覚えていますか？ 👀家族が代わりに答えていないか注意
複雑性注意	集中して一つの物事に取り組むことができない　👀ちょっとした物音で中断する
実行機能	今まで出来ていたことが出来なくなる ◦家族がいないときに熱が出たらどうするか、詳しく聞いてみよう 👀身だしなみやベッドサイド　👂リハビリ、ケア、食事は自主的にできますか？ 👂シャワー、リモコン、電話などの道具を使えますか？ 👂買い物は独りでできますか？(買い忘れ、買い間違い、おつりの計算ができない)
社会的認知	自分の置かれている状況を正しく理解できない 👂まわりの様子をつかんだり配慮したりできますか？（場の雰囲気、状況など）
視空間認知	方向や距離感がつかめない　👀部屋を間違える、ベッドに斜めに寝る
言語	言葉がうまく使えない　◦代名詞が多い？（あれ、それ）
IADL確認	薬はしっかりと使えていますか？（飲み間違い・飲み忘れ、頓用の使用） 食事の準備はできますか？ 独りでバスや電車を利用できますか？（切符を買う、乗り換える） 電話をかける、金銭管理、洗濯掃除

STEP2　身体の苦痛は？

必ず自分の目で確認！全身を見直してみよう

注意したい症状	観察項目
疼痛	☐痛みの評価（尺度）　☐苦しそうな表情・泣く・叫ぶ ☐かばうしぐさ　☐血圧・脈拍の変化、発汗
低栄養・脱水	☐食事・飲水量を実際に確認　☐体重変化の確認 ☐口腔のトラブル・嚥下・義歯・かみ合わせ ☐食事の食べ方を実際に観察 　（注意がそれる、気が散る、蓋を取らない、ハシが使えない） ☐口唇、舌、腋窩の乾燥、皮膚のハリ
昼夜のリズム（睡眠）	☐夜はしっかりと眠れているか　☐夜間頻尿 ☐日中の過度な眠気
便秘	☐排便のリズム（経過表で確認）　☐腹部の張りや圧痛 ☐食事量の減少

不快に感じる環境では？

□音や光（外からの光、反射）などの刺激　□ルート類　□見当識を失いやすい　□大勢の人

STEP3　対応を工夫しよう

認知機能障害のある（注意が持続しにくい）方との接し方の工夫

環境
□静かな環境

声をかける
□視野に入って声をかける
□目線は低く
□普段よりも一歩踏み込んで
□顔を隠さない、影のかからないよう
□目線をつかんでから話を始める
□複数の刺激を組み合わせる

話す
□会話は短く、具体的に
□ゆっくり、はっきり
□話題は一つずつ
□大事なところは繰り返す
□ゆっくり待つ（10秒ルール）
□話をさえぎらない

項目	認知機能障害への配慮の工夫
記憶障害	□一日のスケジュールを見えるところに置く □親しみを感じている持ち物は見つけやすいところに置く
視空間認知障害	□照明を明るくする、床の反射を減らす □コントラストをつける
実行機能障害	□分かりやすい環境（時間：不意打ちをしない、空間：目印をつける、 　人：顔写真を置く、ケアの予定表を置く） □選択肢の提示は簡単にわかりやすく □行動をうながす、声をかける □言語以外のメッセージにも気を配る（家族にサポートを依頼する）
言語障害	□要点は書く、メモに残す　□図で示す

STEP4　評価を共有しよう

チーム内で共有	□"できること・できないこと"、"好きなこと・嫌いなこと" □継続して評価することを確認 □治療を進めるうえで予測されること・対応したほうがよいこと
病棟以外のスタッフと共有	□検査や処置で注意をすること、対応上の工夫
コンサルテーションの依頼	□認知機能評価と対応、今後の支援について相談

STEP5　連携・退院支援 　　退院だけでなく安心して過ごすために必要なことを考える

項目	検討する内容
退院後の治療計画	□退院後に予測されること □服薬管理　（定期内服と頓用、服薬確認・支援） □緊急時対応　（熱発時、痛みが悪化した時に独りで対処できるか） □食事の準備・脱水の予防
支援スタッフとの共有	**看護サマリ、診療情報提供、申し送りに書こう** □認知症、せん妄の状況の共有 □観察を続けたほうがよいこと □家族の支援体制（認知機能障害の可能性を伝えましたか？）
認知症・せん妄のフォロー体制	□**家族・介護者への初期支援（情報提供と引継ぎ）** □外来担当医、在宅医への申し送り □専門機関の受診（認知症疾患医療センター、精神科、神経内科、など）

国立がん研究センター　先端医療開発センター　精神腫瘍学開発分野

せん妄アセスメントシート

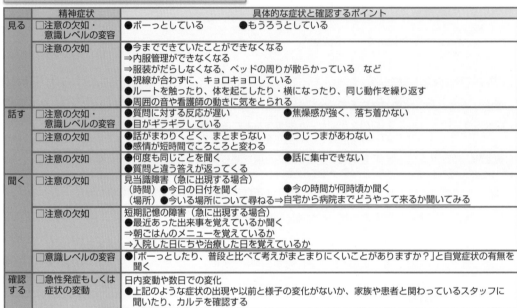
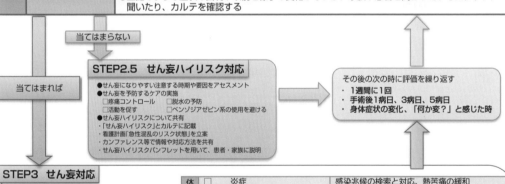

国立がん研究センター東病院

かかりつけ医のための

BPSDに対応する向精神薬使用ガイドライン（第2版）

ガイドライン第2版の利用にあたって

- まずは非薬物的介入をご家族や介護スタッフと検討し実施すること。その上でもなお症状が改善しない際に薬物療法を考慮すること。

- 向精神薬（抗認知症薬、抗精神病薬、抗うつ薬、抗不安薬、睡眠導入薬）は、認知症専門医による診断と治療方針のもと使用されることを推奨する。

- 激しいBPSDで自傷・他害の危険があるもしくはご家族が疲弊しているような場合は、各地区の精神科緊急・救急システムもしくは認知症疾患医療センターとのすみやかな連携を推奨する。

- したがって、本ガイドラインは認知症専門医受診までの一時的な使用、もしくは専門医受診後の継続投与に対応している。

- 継続使用でBPSDが軽快していると判断できる際は、常に減量・中止を検討し、長期使用は避けること。ただし、抗認知症薬の減量・中止に関しては、進行性疾患であることを鑑み、また中止後に認知機能障害が増悪したとの報告もあることから、専門医へのコンサルテーションおよびご家族の同意のもとに行うことを推奨する。

- なお、せん妄はBPSDに属さないため記載していない。せん妄の治療指針第2版(日本総合病院精神医学会)を参照されたい。

平成27年度厚生労働科学研究費補助金（厚生労働科学特別研究事業）
認知症に対するかかりつけ医の向精神薬使用の適正化に関する調査研究班作成

本ガイドライン作成の背景と目的

平成27年度厚生労働科学特別研究事業によるかかりつけ医500人の調査では、家族がもっとも困る症状はもの忘れと共に興奮性のBPSDであること、そしてかかりつけ医の半数以上がBPSDに対して向精神薬を処方しているとの結果であった。しかし、本ガイドライン第1版を頻繁に参考にしているかかりつけ医は約10%のみであり、抗精神病薬使用の多くで家族等から同意を得ているかかりつけ医は28%であることも明らかとなった。

高齢者や認知症の人に対する向精神薬投与は専門医によることが望ましいが、認知症疾患医療センターなどの専門医療機関との連携をもとに、身近な存在のかかりつけ医が適切に使用することで認知症の人のQOLの向上につながると考えられることから、より適切な向精神薬使用のためにガイドラインの改訂を行った。

BPSD治療アルゴリズム

非薬物的介入を最優先する

出現時間、誘因、環境要因などの特徴を探り、家族や介護スタッフとその改善を探る。
デイサービスなどの導入も検討する。

確認要件

☐ 他に身体的原因はない
☐ 他の薬物の作用と関係ない
☐ 服薬遵守に問題ない
☐ ご家族等との間で、適応外使用に関するインフォームドコンセントが得られている

＜抗認知症薬を含め保険適応外使用が多いので、次ページ以降の各薬剤の解説を参照すること＞

幻覚、妄想 焦燥、攻撃性	抑うつ症状 アパシー（無為）	不安、緊張 易刺激性	睡眠障害	過食、異食、徘徊 介護への抵抗
メマンチンの使用をまず検討する。コリン分解酵素阻害薬も検討可能だが、逆に増悪させることもあるので注意が必要である。レビー小体型認知症ではコリン分解酵素阻害薬を使用する。これらにより改善しない場合は抗精神病薬、抑肝散*、バルプロ酸**の使用を検討する。	コリン分解酵素阻害を用い、改善しない場合抗うつ薬の使用を検討する。	抗精神病薬、抗不安薬、抗うつ薬の有効性が示唆されているが、抗不安薬は中等度以上の認知症では使用しない。	睡眠覚醒リズムの確立のための環境調整を行ったうえで、病態に応じて睡眠導入薬／抗うつ薬／抗精神病薬の使用を検討する。	向精神薬の有効性を示唆するエビデンスはない。

低用量で開始し、症状をみながら漸増する

- どの薬剤でも添付文書の最高用量を超えないこと
- 薬物相互作用に注意すること
- 用量の設定では、年齢、体重、肝・腎、脳機能などの身体的状況を勘案すること

日常生活のチェック

☐ 日中の過ごし方の変化
☐ 昼間の覚醒度の変化、眠気の有無
☐ 夜間の睡眠状態（就寝時間、起床時間、夜間の徘徊回数など）の変化
☐ 服薬状況（介護者／家族がどの程度服薬を確認しているかなど）の確認
☐ 特に制限を必要としない限り水分の摂取状況
☐ 食事の摂取状況
☐ パーキンソン症状の有無（振戦、筋強剛、寡動、小刻み歩行、前傾姿勢、仮面様顔貌など）
☐ 転倒傾向の有無

薬物療法のリスク・ベネフィットを常に考慮する。
QOLの確保に逆効果であると判断すれば減量・中止を行う。

---

* 抑肝散（漢方薬）プラセボ対照比較試験では有意差は得られなかったが、興奮性症状に有効との報告もある。錐体外路症状等の副作用がないが、低カリウム血症に要注意。

** バルプロ酸（抗てんかん薬）プラセボ対照比較試験では有意差は得られなかったが、興奮性症状に有効との報告がある。

これらの薬剤は、抗精神病薬の前に検討することも可能。とくに高齢者の場合は副作用の観点から推奨する。

BPSD治療に使われる主な向精神薬：使い方の留意点

抗認知症薬

アルツハイマー型認知症にはコリン分解酵素阻害薬およびメマンチン、レビー小体型認知症にはドネペジルが保険適用を受けているが、他の認知症疾患に対する使用は適応外使用となる。また、上記のような適応内の使用であっても、BPSDの種類によっては増悪することもあるので、常にリスクベネフィットの観点から使用の妥当性を検討すべきである。

【有効性】

コリン分解酵素阻害薬は、抑うつ，アパシー・意欲低下，不安，幻覚，妄想，興奮・攻撃性，易刺激性などに有効であったとの報告があるが、薬剤間、研究間でばらつきがあり、実臨床では症例ごとに効果を評価する必要がある。

メマンチンは、興奮・攻撃性，易刺激性，行動変化・異常行動，妄想に有効であったとの報告が複数あるが、統計学的に有意差を認めなかったという論文もある。

レビー小体型認知症へのドネペジル投与は、本邦で行われた第Ⅲ相治験では実薬群，プラセボ群とも明らかなBPSD改善がある一方，両群間では統計学的に有意差は得られなかった。しかし、海外で行われた認知症を伴うパーキンソン病を対象としたメタ解析や、レビー小体型認知症においてアパシー・妄想・抑うつ・幻覚の4項目の改善を検討したメタ解析、そして本邦で行われた第Ⅱ相治験においては、有意差が得られていること、またレビー小体型認知症では抗精神病薬への過敏な反応が懸念されることから，レビー小体型認知症のBPSDが非薬物療法のみで改善しない時はドネペジルの投与を試みる。

【副作用】

コリン分解酵素阻害薬： 心伝導障害や不整脈，失神，虚血性心疾患，消化性潰瘍，肝機能異常，痙攣，脳血管障害，錐体外路症状、また、食欲不振，嘔気・嘔吐，腹痛，下痢，めまい，CK上昇，貧血等，ならびに活動性亢進に関連すると思われるBPSD出現（興奮，不眠，不穏，幻覚ほか）に注意する。

また上記副作用として挙げた疾患が併存する場合、非ステロイド性消炎鎮痛剤投与中，尿路閉塞，気管支喘息・閉塞性肺疾患やその既往等がある例では慎重に投与する．貼布剤では紅斑・搔痒，皮膚炎等の局所症状に注意する．

メマンチン： けいれん，精神症状（激越，攻撃性，妄想，その他の興奮性BPSD）、めまい、傾眠、転倒、頭痛、肝機能異常、CK上昇、便秘、食欲不振、血圧上昇、血糖値上昇、浮腫、体重減少等に注意する。

けいれんの既往，腎機能障害，重症尿路感染等尿pHを上昇させる要因，高度の肝機能障害等がある例では慎重に投与すること。

【留意点】

☐ 定められた開始用量から始め漸増すること。ただし副作用により増量できない時には中途の用量でとどめるか、または他剤への変更を考慮する。
☐ 高齢，低体重，肝・腎機能低下，過敏などの状況を勘案し、添付文書の最高用量を超えないこと．
☐ 適用用量より少量の投与継続については、認知機能障害への有効性や副作用出現頻度等に関するエビデンスは得られていないことに留意する。
☐ 投与後に活動性増加や易怒性などで介護負担がむしろ増大する場合は中止し、他剤に切り替える。
☐ BPSD発現には脳病変の進行、生活環境、対人関係、本人の性格など多様な要因が関わるため、個々の症例ごとに最適な治療を得るよう努める必要がある。
☐ 薬物相互作用に注意すること。
　コリン分解酵素阻害薬ではコリン作動性薬剤との併用による相互の作用増強，抗コリン薬による相互の作用減弱に注意する。
　メマンチンはドパミン作動薬の作用を増強する可能性がある。アマンタジンとメマンチンは相互に作用を増強する可能性がある。
☐ 減量・中止に関しては、進行性疾患であることを鑑み、また中止後に認知機能障害が増悪したとの報告もあることから、専門医へのコンサルテーションおよびご家族の同意のもとに行うことを推奨する。

抗精神病薬

BPSDに対する抗精神病薬の使用は適応外使用であり、患者のリスクベネフィットを考慮し、充分なインフォームドコンセントを行って使用する。有効性の評価を行い、常に減薬、中止が可能か検討する。ただし、器質的疾患に伴うせん妄・精神運動興奮状態・易怒性に対する処方は認めるとの通達がある（2011年9月28日、厚生労働省保険局医療課長、保医発0928第1号。社会保険診療報酬支払基金、第9次審査情報提供）。

【有効性】

幻覚・妄想に対して、リスペリドン、オランザピン、アリピプラゾールなどの使用が推奨される。クエチアピンとハロペリドールの使用を考慮してもよい。
レビー小体型認知症のBPSDに対して、クエチアピンとオランザピンの使用を考慮しても良い。
不安に対して、リスペリドン、オランザピンの使用が推奨され、クエチアピンの使用が考慮されてもよい。
焦燥性興奮（agitation）には、リスペリドン、クエチアピン、オランザピン、アリピプラゾールの有効性が実証されており、その使用が推奨される。
暴力や不穏に対して抗精神病薬の使用を考慮してもよい。
睡眠障害に、リスペリドンの使用を考慮してもよい。
徘徊に対しリスペリドンの使用を考慮してもよいが、科学的根拠が不十分である。
性的脱抑制に、抗精神病薬の使用を考慮するが、科学的根拠は不十分である。

【副作用】

抗精神病薬の使用は、死亡率・転倒・骨折などのリスクを高める。
よくみられる副作用として、眠気、ふらつき、過鎮静、歩行障害、嚥下障害、構音障害、寡動、振戦、起立性低血圧、食欲低下などがあるので注意する。

【留意点】

☐ 副作用の発現が少ないセロトニン・ドパミン受容体拮抗薬もしくはドパミン受容体部分刺激薬を使用する。
☐ 抗精神病薬の併用（2剤以上）は避ける。
☐ 2週間位の時間をかけて薬効を評価する。症状を完全に消退させるまで増量するのではなく、QOL確保の観点から非薬物療法との併用のもと維持用量を検討する。
☐ 副作用を認めたら速やかに減量もしくは中止を検討する。悪性症候群など重篤な副作用が出現した時は直ちに中止する。
☐ 抗精神病薬の副作用は、使用開始後の早期に出現する場合は見つけやすいが、一ヶ月以上もしくはさらに長期に使用している段階で出現することもあるので注意すること。

作用機序	薬剤名	対象となるBPSDの症状	注意点	半減期（時間）	用量（mg）*
セロトニン受容体・ドパミン受容体遮断	リスペリドン	・幻覚 ・妄想 ・焦燥 ・興奮 ・攻撃	高血糖あるいは糖尿病を合併している場合にも使用可能。パーキンソン症状に注意。	20-24	0.5-2.0
	ペロスピロン		高血糖あるいは糖尿病では慎重投与。抗不安、催眠作用あり。パーキンソン症状に注意。	3-8	4-12
	クエチアピン		高血糖あるいは糖尿病では禁忌。DLBに対して使用を考慮しても良い。鎮静・催眠作用あり。	6-7	25-100
	オランザピン		高血糖あるいは糖尿病では禁忌。DLBに対して使用を考慮しても良い。鎮静・催眠作用あり。	22-35	2.5-10
	ブロナンセリン		高血糖あるいは糖尿病を合併している場合にも使用可能。パーキンソン症状に注意。	10-16	2-8
ドパミン受容体部分刺激	アリピプラゾール		高血糖あるいは糖尿病では慎重投与。鎮静・催眠作用が弱い。	47-68	3-9

*用量は添付文書、国外の文献およびエキスパートオピニオンを参考

抗うつ薬

BPSD に対する抗うつ薬の使用は適応外使用であり、患者のリスクベネフィットを考慮し、充分なインフォームドコンセントを行って使用する。有効性の評価を行い、常に減薬、中止が可能か検討する。

【有効性】

抑うつ状態に対して、SSRI（選択的セロトニン再取り込み阻害薬）や SNRI（セロトニン・ノルアドレナリン再取り込み阻害薬）の使用を考慮してもよい。
不安に対して、トラゾドンの有効性が報告されているが科学的根拠は不十分である。
性的脱抑制にたいして SSRI、トラゾドンの使用が報告されているが科学的根拠は不十分である。

【副作用】

抗うつ薬全般の副作用は、てんかん発作閾値の低下、緑内障の悪化、心血管疾患の悪化である。SSRI で頻発する副作用は、嘔気下痢などの消化器症状であり、多くは開始直後に認められる。食直後に服用する、ゆっくりと漸増するなどにより対応する。症状が強い時は中止し変薬する。また、転倒のリスクがある。SSRI は、消化管出血や脳出血のリスクを高めることが報告されている。NSAIDs や抗血小板薬との併用は注意を要する。SSRI 以外で留意する副作用は、前立腺肥大症状の悪化である。

【留意点】

☐ 必ず初期投与量から開始し、その後は副作用に留意しつつ、必要に応じて慎重に常用量まで漸増する。
☐ 三環系抗うつ薬は、認知機能低下などの副作用があるため原則使用しない。
☐ 併存する身体疾患の治療薬と併用する際には、併用禁忌薬・慎重投与薬に配慮が必要であり、添付文書などの医薬情報の確認を要する。

種類・作用機序	薬剤名	対象となる BPSD の症状	注意点	用量 (mg)
SSRI	フルボキサミン	抑うつ 前頭側頭型認知症の脱抑制 常同行動 食行動異常	分 3、食直後	25-100
SSRI	パロキセチン		分 1、夕食直後	10-40
SSRI	セルトラリン		分 1	25-50
SSRI	エスシタロプラム		分 1、夕食後、QT 延長例禁忌、上限 10mg	10
SNRI	ミルナシプラン	抑うつ 心気症状としての疼痛	分 3、MAO 阻害薬との併用禁忌、前立腺肥大合併例で尿閉の危険	15-60
SNRI	デュロキセチン		分 1、夕食直後、肝腎機能障害に禁忌	20-40
NaSSA	ミルタザピン	抑うつ、不安、催眠作用、食欲増進作用	分 1、就寝前、血糖上昇のリスクあり	7.5-30
四環系	ミアンセリン	不安 催眠作用 焦燥	分 1、就寝前、抗コリン作用弱い、催眠作用あり、心毒性が低い	10-30
異環系	トラゾドン		分 1、就寝前、抗コリン作用弱い、催眠作用あり、心毒性が低い	25-100

抗不安薬

BPSDに対する抗不安薬の使用は適応外使用であり、患者のリスクベネフィットを考慮し、充分なインフォームドコンセントを行って使用する。有効性の評価を行い、常に減薬、中止が可能か検討する。中等度以上の認知症患者の不安症状にはベンゾジアゼピン系抗不安薬は推奨されない。

【有効性】

初期の認知症患者における軽度の不安症状に対して、有効性が報告されているが科学的根拠は不十分である。
レビー小体型認知症のレム睡眠行動異常に対してクロナゼパムの使用を考慮してもよい。
睡眠障害に対して、ベンゾジアゼピン系薬剤の使用はあまり推奨されない。

【副作用】

ベンゾジアゼピン系抗不安薬は、75才以上の高齢者、中等度以上の認知症患者には副作用が発現しやすく、せん妄、過鎮静、運動失調、転倒、認知機能低下のリスクが高まるため、使用は推奨されない。
長時間作用型(ロフラゼプ酸エチルなど)は短時間作用型(トリアゾラム、エチゾラム、クロチアゼパムなど)より有害事象が出現しやすい。短時間作用型(トリアゾラム、エチゾラム、クロチアゼパムなど)では健忘、連用後の中断で反跳性不安が生じることがある。

【留意点】

☐ 一時的に使用し、長期もしくは定期に使用しない。
☐ 多くのベンゾジアゼピン系薬物は肝臓で代謝されるため、高齢者では常用量より少ない量から開始する。

睡眠導入薬

まず、非薬物療法的介入(日光浴、日中の離床やレクリエーションなどの環境調整)を試みる。患者のリスクベネフィットを考慮し、充分なインフォームドコンセントを行って使用する。

【有効性】

ベンゾジアゼピン系睡眠薬を使用せず、非ベンゾジアゼピン系睡眠薬を使用することを推奨する。ベンゾジアゼピン系睡眠薬が無効な時に、増量することは推奨できない。

【副作用】

転倒・骨折。ベンゾジアゼピン系抗不安薬とと同様の有害作用の可能性がある。

【留意点】

☐ 少量投与に留め、漫然と長期に投与せず減量もしくは中止を検討する。
☐ ベンゾジアゼピン系薬剤を使用中の場合は、高齢者への副作用を考慮し、可能であれば注意深く漸減するか、非ベンゾジアゼピン系薬剤へ切り替えるべきである。

作用機序	薬物名	対象	特徴・注意点	用量 (mg)
ω1受容体作動薬	ゾルピデム	入眠障害	超短時間作用型、半減期2.5時間	5
	ゾピクロン	入眠障害	超短時間作用型、半減期3.5-6.5時間	7.5
	エスゾピクロン	入眠障害	超短時間作用型、半減期5.1時間	1-2
メラトニン受容体作動薬	ラメルテオン	不眠症	フルボキサミンとの併用禁忌	4-8
オレキシン受容体遮断薬	スボレキサント	不眠症	半減期10時間	15

参考資料・文献

主たる論文をここに記載したが、詳細については、本ガイドラインをダウンロード可能なHPに掲載の付録（参考文献）を参照されたい。

参考資料
1. 高齢者の安全な薬物療法ガイドライン 2015．日本老年医学会
2. 認知症疾患治療ガイドライン 2010．「認知症疾患治療ガイドライン」作成合同委員会
3. The International classification of Sleep Disorders, Diagnostic and Cording Manual, Second Edition (ICD-Ⅱ). American Academy of Sleep Medicine, editor. Westchester, IL, 2005
4. BPSD初期対応ガイドライン 2012．精神症状・行動異常（BPSD）を示す認知症患者の初期対応の指針作成研究班
5. 睡眠薬の適正使用ガイドライン 2014．睡眠薬の適正使用及び減量・中止のための診療ガイドラインに関する研究班

参考文献
1. Wang J, Yu JT, Wang HF, Meng XF, Wang C, Tan CC, Tan L. Pharmacological treatment of neuropsychiatric symptoms in Alzheimer's disease: a systematic review and meta-analysis. J Neurol Neurosurg Psychiatry. 2015;86(1):101-9.
2. Rive B, Gauthier S, Costello S, Marre C, François C. Synthesis and comparison of the meta-analyses evaluating the efficacy of memantine in moderate to severe stages of Alzheimer's disease. CNS Drugs. 2013;27(7):573-82.
3. Stinton C, McKeith I, Taylor JP, Lafortune L, Mioshi E, Mak E, Cambridge V, Mason J, Thomas A, O'Brien JT. Pharmacological Management of Lewy Body Dementia: A Systematic Review and Meta-Analysis. Am J Psychiatry. 2015;172(8):731-42.
4. Street JS, Clark WS, Gannon KS, Cummings JL, Bymaster FP, Tamura RN, Mitan SJ, Kadam DL, Sanger TM, Feldman PD, Tollefson GD, Breier A. Olanzapine treatment of psychotic and behavioral symptoms in patients with Alzheimer disease in nursing care facilities: a double-blind, randomized, placebo-controlled trial. The HGEU Study Group. Arch Gen Psychiatry. 2000 ;57(10):968-76.
5. Bains J, Birks J, Dening T. Antidepressants for treating depression in dementia. Cochrane Database Syst Rev. 2002 Oct 21;(4):CD003944. Review. Pub.
6. American Geriatrics Society 2012 Beers Criteria Update Expert Panel. American Geriatrics Society updated Beers Criteria for potentially inappropriate medication use in older adults. J Am Geriatr Soc. 2012 ;60(4):616-31.

利益相反（COI）開示

日本医学会「医学研究のCOIマネージメントに関するガイドライン」に基づき、2014年1月-2015年12月における営利目的企業・団体の役員、顧問などに対する対価、講演・助言・原稿執筆などへの謝礼、奨学寄附金などの研究助成金、版権使用料などに関するCOIを記載した。

新井平伊（主任研究者）
　エーザイ（株）、第一三共（株）、ノバルティス（株）、イーライリリー（株）、大塚製薬（株）、小野薬品工業（株）

秋山治彦（分担研究者）
　なし

石郷岡純（分担研究者）
　MSD（株）、大日本住友製薬（株）、大塚製薬（株）、ノバルティス（株）、武田薬品工業（株）

中島健二（分担研究者）
　エーザイ（株）、ノバルティス（株）

本間昭（分担研究者）
　認知症総合支援機構株式会社、エーザイ（株）、第一三共（株）、ヤンセンファーマ（株）、小野薬品工業（株）、武田薬品工業（株）、大塚製薬（株）、佐藤製薬（株）、ノバルテイス（株）、（株）ワールドプランニング、三菱田辺製薬（株）、（株）Promedico

COIマネージメント

（1）班員全員からの自己申告を主任研究者が管理する。
（2）推奨する薬剤の選択は、研究におけるエビデンスを最優先し決定したが、エビデンスが不足する部分については、エキスパートオピニオンも参考にした。
（3）本ガイドラインに掲載する薬剤については、利益相反を有しない分担医師により、上記エビデンスおよび情報に基づく客観的審査を行って、最終的に決定した。

認知症対応のために役立つ主なガイドライン等

- 身体拘束予防ガイドライン（日本看護倫理学会臨床倫理ガイドライン検討委員会）
  http://jnea.net/pdf/guideline_shintai_2015.pdf
- 医療や看護を受ける高齢者の尊厳を守るためのガイドライン（日本看護倫理学会臨床倫理ガイドライン検討委員会）
  http://jnea.net/pdf/guideline_songen_2015.pdf
- 医療・介護の有機的な連携のために認知症の専門医療に期待される役割に関する手引き（認知症の人の行動・心理症状や身体合併症対応など循環型の医療介護等のあり方に関する研究会）
  http://www.fujitsu.com/downloads/JP/group/fri/report/elderly-health/gl-senmoniryo.pdf
- 認知症の人の行動・心理症状や身体合併症対応など循環型の医療介護等のあり方に関する調査研究事業（株式会社富士通総研）
  http://www.fujitsu.com/downloads/JP/group/fri/report/elderly-health/junkangata-report-all.pdf

p.114
- 一般医療機関における認知症対応のための院内体制整備の手引き（認知症の人の行動・心理症状や身体合併症対応など循環型の医療介護等のあり方に関する研究会）
  http://www.fujitsu.com/downloads/JP/group/fri/report/elderly-health/gl-shintaigappeisho.pdf

p.135
- かかりつけ医のためのBPSDに対応する向精神薬使用ガイドライン（第2版）
  （平成27年度厚生労働科学研究費補助金厚生労働科学特別研究事業 認知症に対するかかりつけ医の向精神薬使用の適正化に関する調査研究班）
  http://www.mhlw.go.jp/file/06-Seisakujouhou-12300000-Roukenkyoku/0000140619.pdf

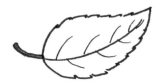

索引

欧文

BPSD ･･････････ 4, 31, 58, 76, 85, 109
DST ･･････････････ 48, 80, 93, 94
FAST ･･････････････････ 43, 46
Glasgow Coma Scale（GCS）･････ 37, 38
HDS-R ･･･････････････ 43, 44, 78
Head Turning Sign ･･････････････ 63
I-ADL ･･････････････ 48, 49, 76
J-NCS ･･････････････ 48, 50, 80
Japan Coma Scale（JCS）･････ 37, 38
MMSE ･･････････････････ 43, 45
N-ADL（N式老年者用日常生活動作能力評価尺度）
　････････････････････ 43, 47

あ行

アセスメント ･･････････ 35, 38, 72, 93
アパシー ････････ 63, 65, 80, 89, 110
歩き回る行動（徘徊） ･･････ 58, 78, 87
アルツハイマー型認知症 ･･････ 61, 110
家に帰ろうとする行動（帰宅願望）･･･ 78, 88
一般医療機関における認知症対応のための
　院内体制整備の手引き ････････････114
易怒性 ･･････････････････････ 66
院内研修会 ････････････ 11, 14, 42
院内デイケア ･･････････ 29, 76, 107
（抑）うつ ････ 18, 63, 65, 69, 80, 89, 110
オムツ外し ･･････････････････106

か行

改訂長谷川式簡易知能評価スケール ･･ 43, 44
かかりつけ医のためのBPSDに対応する
　向精神薬使用ガイドライン（第2版）
　････････････････････ 31, 135
家族ケア ･･････････････････102

家族支援 ･･････････････････ 76
環境調整 ････ 35, 41, 73, 82, 84, 85, 108
看護計画 ･････････ 13, 15, 29, 35, 72, 85
看護系学会等社会保険連合（看保連）････ 24
感情失禁 ･･････････････････ 66
カンファレンス ････････ 9, 11, 35, 37, 100
記憶の障害 ･･･････････････ 54, 61
急性期病院 ･･････････ 2, 34, 54, 91
記録 ･･･････････････ 30, 38, 99
苦痛・不快の軽減 ･･････････････ 73
血管性認知症 ･･････････････ 65
幻覚 ･･･････････ 58, 77, 79, 85, 109
幻視 ･･････････････････ 67, 85
研修 ････････ 10, 11, 14, 26, 29, 35, 41
見当識障害 ･････････････ 56, 62, 86
抗うつ薬 ･･････････････････111
攻撃的行為（暴言・暴力）･･･････ 83, 86
抗精神病薬 ･･････････････ 31, 66, 111
向精神薬 ･･････････････ 6, 31, 109
行動・心理症状（BPSD）
　･････ 4, 31, 38, 41, 58, 76, 85, 109
抗認知症薬 ･･････････････････110
抗不安薬 ･･････････････････112
興奮 ･･････････････････ 4, 86
誤認 ･･････････････････ 68, 85, 88
コミュニケーション ･･････ 35, 41, 74
コミュニケーション障害 ･･････ 5, 58, 74
コリンエステラーゼ阻害薬 ･･････････109
混乱 ････････････････ 3, 77, 83, 86

さ行

サーカディアンリズム ･･････ 75, 78-80
錯視 ･･････････････････････ 67
残存能力 ･･････････････ 56, 64, 97
視空間認知障害 ･････････････････ 69
自己抜去危険度アセスメントスコアシート　81

失語・・・・・・・・・・・・・・・・・・・ 57
失行・・・・・・・・・・・・・・・・・・・ 57
実行機能障害・・・・・・・・・・・・ 57, 62
嫉妬妄想・・・・・・・・・・・・・・ 67, 85
失認・・・・・・・・・・・・・・・・・・・ 57
社会資源・・・・・・・・・・・・ 38, 64, 76
社会的逸脱行動・・・・・・・・・・・・ 69
社会福祉士・・・・・・・・ 10, 20, 26, 36
若年性認知症・・・・・・・・・・・・・ 69
手段的日常生活動作能力評価尺度・・・ 48, 49
焦燥・・・・・・・・・・・・ 4, 66, 85, 109
常同行動・・・・・・・・・・・・・・ 71, 87
食行動異常・・・・・・・・・・・・ 71, 85
事例検討会・・・・・・・・・・・ 11, 14, 42
身体的拘束・・6, 9, 13, 26, 30, 82, 84, 97
　―の解除・・・・・・・・・ 13, 14, 35, 97
　―の実施基準・・・・・11, 13, 14, 29, 35
身体的拘束禁止の対象となる具体的な行為
　・・・・・・・・・・・・・・・・・・ 97, 98
診療報酬化・・・・・・・・・・・・・・ 21
睡眠障害・・・・・・・・・・・・・・ 75, 110
睡眠導入剤・・・・・・・・・・・・ 89, 113
スケール・・・・・・・・・・・・ 38, 40, 43
スタッフへの研修・教育・・・・・・・ 41
生活機能維持・・・・・・・・・・・・・ 75
生活障害・・・・・・・・・・・・・・ 56, 72
生活リズム調整・・・・・・・・・・・・ 41
精神科リエゾンチーム加算・・・・・ 18, 60
精神看護専門看護師・・・・・・ 26, 35, 38
精神保健福祉士・・・・・・・・ 10, 18, 26, 36
摂食嚥下に関する問題・・・・ 63, 66, 69, 71
前頭側頭型認知症・・・・・・・・・ 69, 87
せん妄・・・・・・・ 3, 18, 31, 38, 41, 48,
　60, 76, 91, 107
　―の症状・・・・・・・・・・・・ 91, 92
　―の発症要因・・・・・・・・・・ 91, 92
せん妄ケアの流れ・・・・・・・・・・・ 93
せん妄スクリーニング・ツール
　・・・・・・・・・・・・・・ 48, 80, 93, 94
総合入院体制加算・・・・・・・・・・・ 16
掻痒感・・・・・・・・・・・・・・・・ 105

た行

退院支援・・・・・・・・・・・・・・ 19, 76
退院支援加算・・・・・・・・・・・・・ 19
多職種ケアチーム・・・・・・・・・・・ 21
脱抑制・・・・・・・・・・・・・・ 71, 85
地域連携・・・・・・・・・・・・・・・ 20
チーム医療・・・・・・・・・・・・・・ 22
チームラウンド・・・・・ 9, 11, 31, 35, 37
中央社会保険医療協議会(中医協)・・・・・ 24
中核症状・・・・・・・・・・・・・・・ 58
昼夜逆転・・・・・・・・・・・・・・・ 88
鎮静薬・・・・・・・・・・・・・・・・ 6
鎮静を目的とした薬物の適正使用
　・・・・・・・・・・・・・ 11, 14, 29, 35
手順書・・・・・・・・・・・ 11, 14, 29, 35
転倒・転落・・・・ 67, 78, 79, 83, 89, 107
トイレ誘導・・・・・・・・・ 57, 78, 79, 106
取りつくろい・・・・・・・・・・・・・ 63

な行

日課・・・・・・・・・・・・ 74, 78–80, 90
日本語版ニーチャム混乱・錯乱状態スケール
　・・・・・・・・・・・・・・・・ 48, 50, 80
日本老年看護学会・・・・・・・・・・・ 21
入眠障害・・・・・・・・・・・・・・・ 65
認知機能障害・・・・・・・・・・・・ 56, 61
認知機能の日内変動・・・・・・・・ 68, 69
認知症・・・・・・・・・・・・ 2, 41, 54, 61
　―の高齢者・・・・・・・・ 2, 21, 41, 54, 72
　―の診断基準・・・・・・・・・・ 54, 55
　―の人の現状・・・・・・・・・・・・ 2
　―の人の尊厳・・・・・・・・・・ 6, 108
認知症看護対応力向上研修・・・・・・・ 27
認知症看護認定看護師・・・ 8, 10, 22, 35, 38
認知症ケア加算・・・・・・・ 7, 24, 29, 32, 37
　―算定の流れ・・・・・・・・・・ 41, 42
　―新設までの経緯・・・・・・・・・ 21
　―の算定が可能な病棟・・・・・・・・ 8
　―の算定対象患者・・・・・・・・・・ 8
　―の対象となる患者の抽出・・・・・ 37, 39

認知症ケア加算1 ・・・・・・・・・・・・・ 8, 25
　―の施設基準に係る届出書添付書類 ・・・ 12
認知症ケア加算2 ・・・・・・・・・・ 13, 26, 29
　―の施設基準に係る届出書添付書類 ・・・ 15
認知症ケアチーム ・・・・・ 9, 11, 31, 34, 37
認知症高齢者の日常生活自立度判定基準
　・・・・・・・・・・・・・・・・・・・ 8, 9, 37

は行

パーキンソン症状 ・・・・・・・・・・・・・・・ 69
標準看護計画 ・・・・・・・・・・・・・・ 72, 77
病棟看護師 ・・・・・・・・・・・・ 9, 34, 37
不安 ・・・・・・・・・・・・・・ 58, 86, 110
不穏 ・・・・・・・・・・・・・・・・・・・・ 109

ま行

ミトン型手袋 ・・・・・・・・・・・・ 82, 84, 97
ミニメンタルステート検査 ・・・・・・・ 43, 45
妄想 ・・・・・・ 58, 63, 77, 79, 85, 88, 109
もの盗られ妄想 ・・・・・・・・・・・・ 63, 85
もの忘れ ・・・・・・・・・・・・・・・・・・ 54

や行

薬剤過敏性 ・・・・・・・・・・・・・・・・・・ 66
薬物 ・・・・・・・・ 77, 79, 80, 83, 107, 109
　―の適正使用 ・・・・・・・・・・・・・・ 109
薬物療法 ・・・・・・・・・・・・・・・ 35, 109
要介護認定 ・・・・・・・・・・・・・・・ 16, 76
抑制帯 ・・・・・・・・・・・・ 13, 30, 82, 84

ら行

ライン類 ・・・・・・・・・・ 80, 89, 97, 103
ライン類自己抜去 ・・・・・・・・ 80, 97, 103
ラウンド診療録 ・・・・・・・・・・・・ 38, 40
リアリティオリエンテーション
　・・・・・・・・・・・・・・・ 74, 75, 78–80
離床センサー ・・・・・・・・・・・・・・・・ 30
リンクナース ・・・・・・・・・・・・・・ 36, 42
倫理的課題 ・・・・・・・・・・・・・・・・ 5, 29
レビー小体型認知症 ・・・・・・・・・・ 66, 110
レム睡眠行動障害 ・・・・・・・・・・・・ 68, 85
老人看護専門看護師 ・・・・ 8, 10, 22, 35, 38

多職種チームで取り組む
認知症ケアの手引き

2017年 3月 1日 第1版第1刷発行	〈検印省略〉
2019年 6月 1日 第1版第3刷発行	

編　　集 ● 鈴木 みずえ

発　　行 ● 株式会社 日本看護協会出版会
〒150-0001 東京都渋谷区神宮前 5-8-2　日本看護協会ビル 4 階
〈注文・問合せ / 書店窓口〉Tel / 0436-23-3271　Fax / 0436-23-3272
〈編集〉Tel / 03-5319-7171
http://www.jnapc.co.jp

デザイン ● 松村美由起

イラスト ● 鈴木真実（表紙カバー・本文）・伊東としお（本文メディカルイラスト）

印　　刷 ● 株式会社フクイン

本書の一部または全部を許可なく複写・複製することは著作権・出版権の侵害になりますのでご注意ください。
©2017 Printed in Japan　　　　　　　　　　　　　　　　　　　　　　　ISBN978-4-8180-2035-1